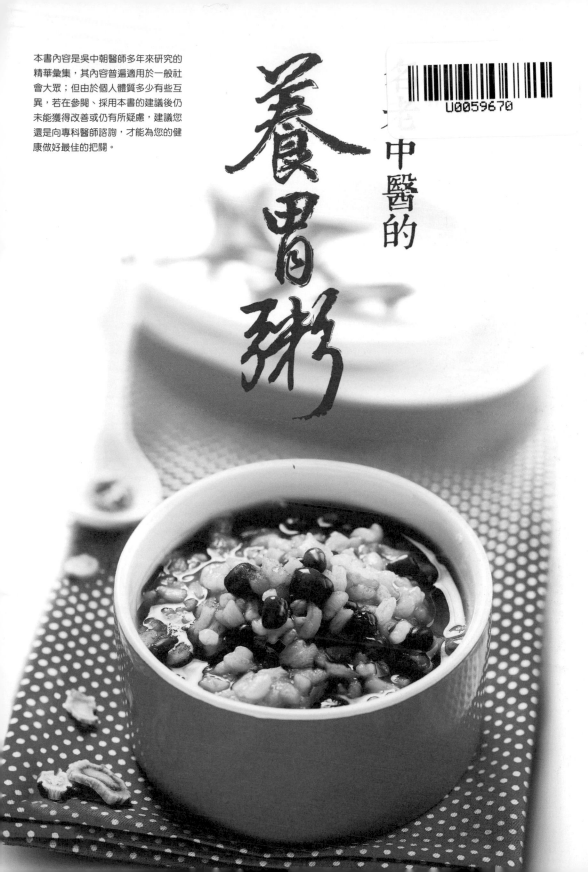

本書內容是吳中朝醫師多年來研究的
精華彙集，其內容普遍適用於一般社
會大眾；但由於個人體質多少有些互
異，若在參閱、採用本書的建議後仍
未能獲得改善或仍有所疑慮，建議您
還是向專科醫師諮詢，才能為您的健
康做好最佳的把關。

中醫的

養胃粥

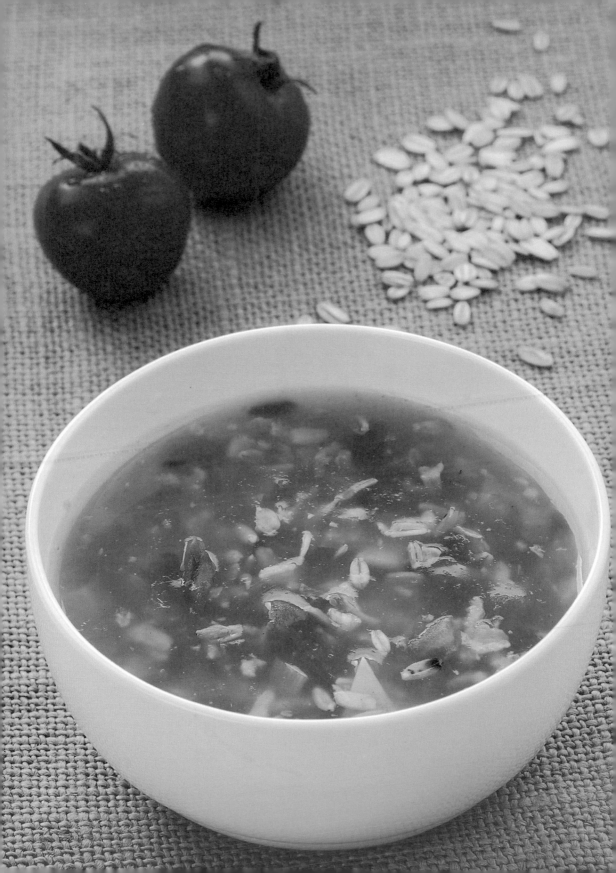

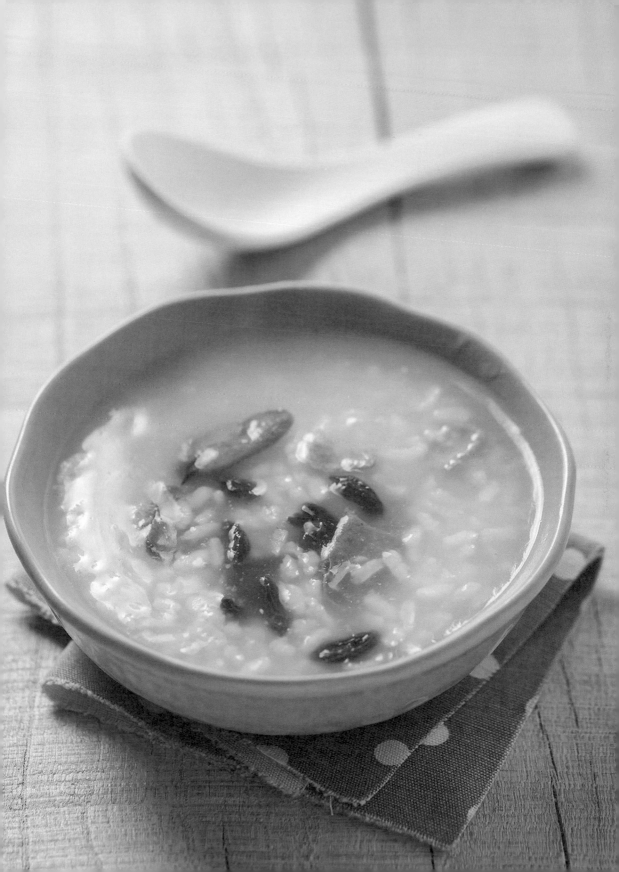

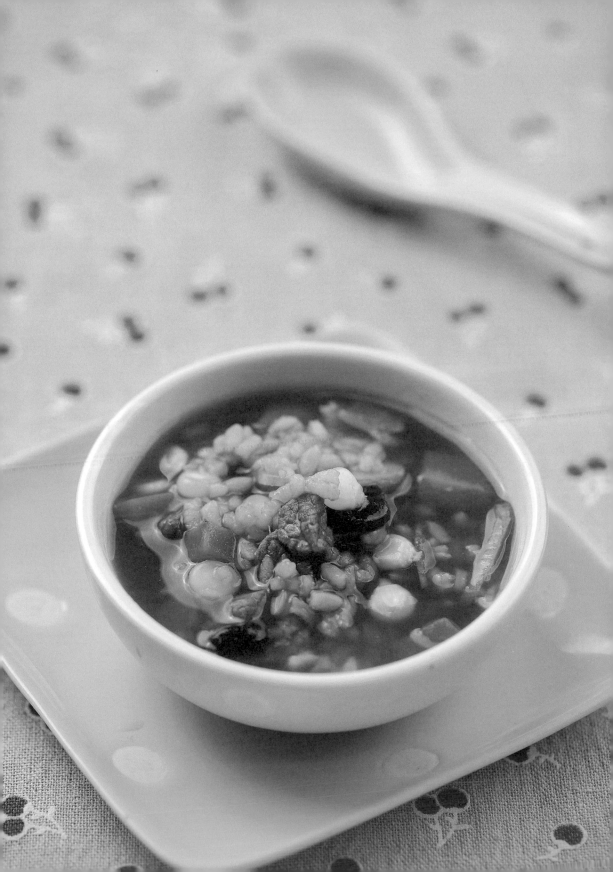

推薦序

粥，在大家日常生活三餐中，占有重要的地位，雖然國人逐漸變更為西式的早餐，但仍然不少人早餐食用粥，甚至宵夜食用粥，特別是中老年人。四季有春天青菜粥，夏季綠豆粥，秋天蓮藕粥，冬天臘八粥。而廣東人常食用狀元及第粥、皮蛋瘦肉粥等。其實粥在中國有數千年歷史，《周書》即有「黃帝始烹穀為粥」的文字記載，而結合中藥與煮粥治療疾病，在《史記·扁鵲倉公列傳》即有記載西漢倉公淳于意為齊王治病使用粥：「齊王故為陽虛候時，病甚，眾醫皆為蹶，臣意診脈，以為痺，逆氣不能食。臣意即以火齊粥且飲，六日氣下；即令更服丸藥，出入六日，病已。」。東漢醫聖張仲景則在中醫經典著作《傷寒論》提到，服用桂枝湯後吃熱粥，以助藥力，並保暖取全身濕潤出汗為佳。另外在白虎湯中以粳米為使，治療陽明熱盛，張仲景可為使用藥粥之先驅。歷代醫家唐朝孫思邈《備急千金要方》、《千金翼方》有藥粥方。宋朝《太平聖惠方》藥

粥129方，宋朝陳直《養老奉親書》、《壽親養老新書》收集77個藥粥。元朝忽思慧《飲膳正要》有許多藥粥養生粥。全元四大家之一—李東垣主張「脾胃論」，在《食物本草》介紹常用的28個藥粥。明朝李時珍《本草綱目》收集62個藥粥。明朱橚等撰《普濟方》，其中收集藥粥180方。清朝黃雲鵠《粥譜》收載粥方247個。藥粥在中國醫藥史上有悠久歷史，歷代醫書記載藥粥有養生保健的藥粥、有治療疾病的藥粥，種類相當多，值得去研究探討。尤其以營養學、藥物學、藥膳學、免疫學、老人醫學等方向去發揚光大。

養生粥是中藥與米穀煮成粥服用，有藥療與食療的雙重效果，在此選擇可當食用、又能入藥，具有滋養強壯的中藥同米煮粥服食，可以補益身體，增強體質、健脾養胃，本書淺顯介紹胃寒或胃熱，胃酸過多或不足的症狀及養護竅門。對於常見胃病，胃潰瘍，胃下垂、胃食道逆流及慢性胃炎等介紹症狀及方法。提出十項最傷胃的不良習慣，

作為養胃戒律。提倡養胃粥功效多，利消化，增食慾。介紹十大常見胃病對症粥品，打好健康「保胃戰」。養胃粥可預防疾病，老幼咸宜，易於服食，選擇安全較無副作用之中藥，對於滋養強壯也選擇味甘性平的中藥，有補益抗老，延年長壽。宋朝陸游的詩：「世人個個學長年，不悟年長在目前。我得宛丘平易法，只將食粥致神仙。」養胃粥適應範圍可在慢性病的自我調養之輔助食療，但是既然是中藥，則要請教中醫師及藥師，要有辨證選粥，合理應用，以達到保健治療效果。

　　胃為人的後天之本，為身體提供必需的營養及能量。由於生命需要大量營養及能量，而這些營養及能量皆需經由飲食來消化和吸收。若是胃不好，再好的營養食物也無法正常的消化及吸收利用，身體自然不佳，百病自然由生。胃是五臟六腑的糧倉，因此，每個人都要養胃。

　　吳中朝教授是中國中醫研究院主任醫師，中國中醫科學院養生保健專家指導 委員會委員，也是國家級名老中醫及中央保健會診專家，勤於在臨床、教學、科研工作的第一線，重視臨床療效，親自為患者看診，在為眾多的胃病、胃不適的患者看診的過程中總結大量實踐經驗，並教給患者如何改善和預防胃病，獲得許多研究成果。先後發表許多專業論文論著及專著，並多次獲不同級別的科技進步獎。如今再出版《名老中醫的養胃粥》養生保健的藥粥，鞏固後天之本胃之養胃粥，樂為序。

中國醫藥大學
張永賢　教授
2017.10.04

張永賢

前言

為什麼我有胃病，醫生要我去書店找本關於粥的書？

為什麼我會胃脹，醫生囑咐我煮粥時不適宜放豆類？

為什麼都是胃痛，我和朋友喝粥後效果卻不一樣呢？

對於胃病，你是不是同樣也有很多的疑惑呢？其實喝粥養胃有很多不可不知的知識。

粥自古就是補人之物，配方多變，蔬菜、水果、肉類、海鮮、乾果、中藥材等都可以加到粥裡去，不同的選材能夠使粥具有不同的功效，清熱退火還是補中益氣，只要選對食材就能做出一款適合你的好粥。

本書從病症、人群、季節等方面著手，首先給出宜忌的食材，然後推薦了多款養胃粥的粥方和做法。

除了注重養胃功效，也在乎口感味道，本書所給的都是經典、好喝、好做、食材易得的養胃粥，非常方便在家製作。

目錄

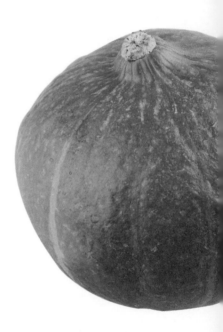

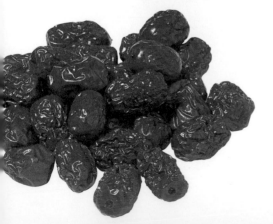

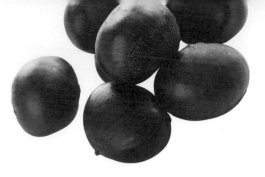

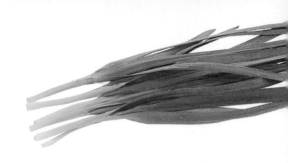

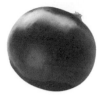

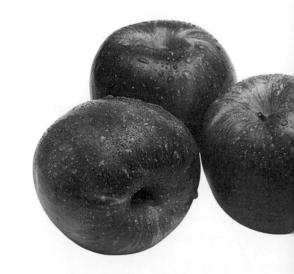

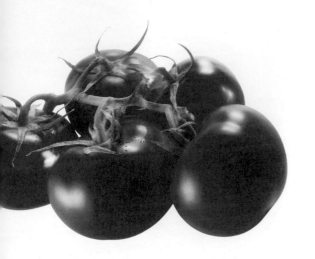

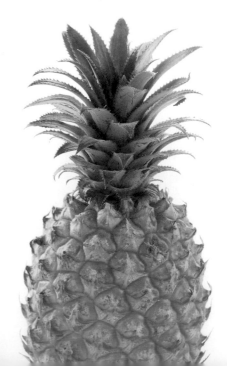

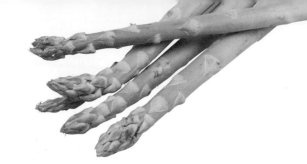

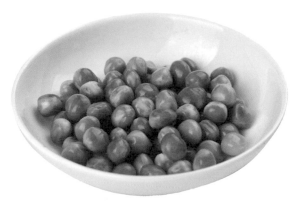

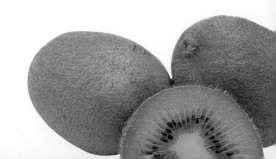

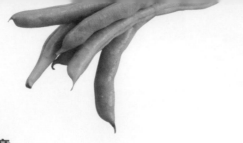
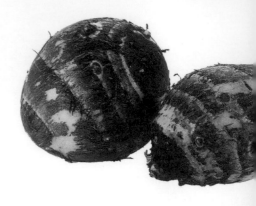

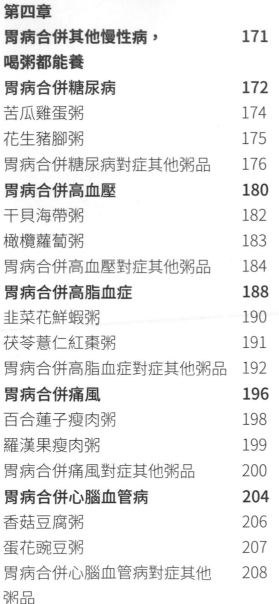
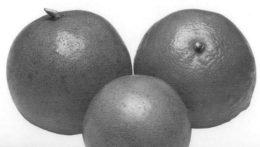

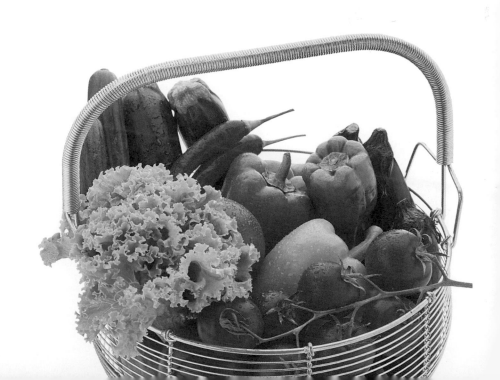

老胃病去根，三分治七分養

胃寒或胃熱，看清類型再養護

　　胃寒會不舒服，胃熱也會不舒服，一定要弄清楚。胃寒的人，吃冷東西易出現胃痛、胃脹，但用熱水袋一焐就有好轉。平時大便也是偏稀的，還怕冷，這類人應多吃點乾薑、桂圓、肉桂、紅棗等食物。而胃熱的人，則經常口乾、口苦，大便也乾燥，這類人則可選擇黃瓜、苦瓜、百合、菊花茶、綠豆湯等清涼滋潤的食物。不過，不管是哪一種，都要少吃辛辣食物，特別要注意胃部保暖。

類型	胃寒	胃熱
症狀	臨證主要分為胃虛寒（胃陽虛）和胃實寒兩型。前者多因脾胃陽氣虛衰所致，胃實寒多因寒邪傷胃所致。 胃虛寒（胃陽虛）：胃脘冷痛，綿綿不已，時發時止，喜溫喜按，食後緩解，泛吐清水或夾有不消化食物，食少脘痞，口淡不渴，倦怠乏力，畏寒肢冷，舌淡胖嫩。 胃實寒：胃脘冷痛，痛勢急劇，遇寒加重，得溫痛減，脘痞作脹，噁心嘔吐，吐後痛緩，口淡不渴，口泛清水，脘腹水聲漉漉，舌苔白滑。	胃熱，中醫認為是胃受了邪熱，或過量食用煎炒燥熱的食物，出現口渴、口苦、口臭、口乾、口腔糜爛、牙齦腫痛、咽乾乾、小便短赤、大便祕結等症狀。 胃熱患者平常喜歡吃冰冷的食品，不喜歡吃熱的食品，常常在大量飲食冰冷食品後有舒適感；胃熱疼痛時，多伴有胃內糟雜感。 部分胃熱患者會感到胃脹、沒食慾，而某些胃熱患者則由於胃部過度活躍、蠕動加快，表現為胃口大開，不斷進食。
相關胃病	消化不良、胃動力不足、慢性胃炎、胃下垂、胃神經官能症、胃黏膜脫垂。	胃潰瘍、十二指腸潰瘍、反胃、胃灼熱。
養護竅門	少量的生薑和胡椒，可暖胃和增強胃黏膜的保護作用。 平時注意腹部保暖，避免受涼。 忌食綠豆、竹筍、海帶、生萵苣、生蘿蔔、生蓮藕、生黃瓜、冷茶以及各種冷飲、冰鎮食品，性涼生冷的食品會使胃寒疼痛加劇。	忌食辣椒、桂皮、生薑、蔥、洋蔥、砂仁、狗肉、羊肉、白酒等。若誤食這類辛辣溫熱食物，更會助長胃熱，加重病情。 適量吃一些性涼的食物，如冬瓜、西瓜皮、竹筍。 平時還可以適當服用些黃連上清丸或黃連清胃丸。

胃酸多或胃酸不足，對症才能改善

　　一般出現胃酸過多或胃酸不足的情況都是通過自身症狀來鑑別的。一般胃酸過多則容易出現泛酸、反胃或有燒心感，饑餓時腹痛較明顯。而胃酸不足則同時出現食物缺乏、消化不良、飯後腹脹等不適感，所以應根據自身的症狀對症養護，才能治好多年的老胃病。

類型	胃酸過多	胃酸不足
症狀	吞酸、反胃、吐酸水；胃灼熱、反酸、灼痛不適，少進食或服用鹼性藥物、抑酸藥物可緩解症狀。 發生潰瘍後可出現有規律的饑餓痛、夜間痛等。	胃酸過少，就是胃中缺少鹽酸，也就是胃液分泌不足，無力負擔消化與防腐製酵的工作，影響消化吸收功能，容易患胃腸病，還會導致營養物質消化和吸收的障礙。 胃酸過少或缺乏，細菌容易在胃內繁殖，可表現為上腹部不適、食慾差、消化不良。胃酸過少的主要症狀是胃消化不良、打嗝及胸口燒痛等。 胃液中胃酸濃度低，可能是惡性貧血、熱帶性脂肪瀉、慢性胃炎所引起。
相關胃病	慢性胃炎、胃潰瘍、十二指腸潰瘍、胃食道逆流。	慢性萎縮性胃炎、胃炎、胃癌。
養護竅門	不吃冰凍和很熱的食物、飲料，飲食的溫度應適中，茶、水、湯都不宜過熱。 不要食入過多含香料、酸辣及過鹹的食物。飲食以清淡為主。 加重刺激的食物要少吃，如大蒜、洋蔥、巧克力、柑橘類水果、薄荷、番茄等。 禁飲酒和咖啡。特別是酒，對胃刺激過大，會使潰瘍惡化。 飲食要有規律，最好少量多餐，如出現饑餓感，或胃部不適，可先少量進食。 睡前不吃東西，睡覺時將頭部或床頭墊高。	適量攝取酸味食物，如醋、柑橘、檸檬汁、番茄、山楂等。 減少食用攝取含有鹼類的食物，如蘇打水、鹼面饅頭。 多食用含有維生素 C 的食物，能夠強化胃壁細胞功能。

常見老胃病，養護全知道

俗話說，胃病「三分治七分養」，經全面檢查確診後，飲食調養就顯得尤為重要。很多人都知道食療很重要，卻不知道到底該怎麼吃，怎麼養。接下來，國家級名老中醫將告訴你，要想老胃病不留根，就該這麼養！不過，不管是哪一種，都要少吃辛辣食物，特別要注意胃部保暖。

常見胃病	定義	症狀	方法
胃潰瘍	通俗來講，就是胃黏膜上爛了一個坑或多個坑，這個坑既容易出血，又容易穿孔。	上腹痛：疼痛部位往往在上腹中線的左側，也可出現在前胸的左下部位或後背。 出血：主要表現就是排泄出黑色大便。如果出血量大，也可能會吐血。	出血時要禁餐，血止後可食用流食，少食多餐，食物要清淡且易於消化吸收。 病情穩定後可食用少渣軟食，並逐漸過渡到軟食和普通飲食。食物能提供豐富的蛋白質及維生素，以幫助修復受傷的組織，促進潰瘍面的癒合。
急性胃炎	進食過冷、過熱、過期變質食品，刺激性食物，或者由於其他原因，而導致胃黏膜損傷，誘發急性胃黏膜炎症。	發病急，患者往往感覺上腹部疼痛、噁心、嘔吐，因伴發腸炎而有腹瀉、水樣便、上腹部或肚臍周圍有輕壓痛、腸鳴等。 病情嚴重者會出現嘔血、黑便、發熱、畏寒、脫水、休克等症狀。	發作期腹痛明顯或持續性嘔吐者應禁食。 病情較輕者，可食 1～3 天流食，每日總量為 1200～1800 毫升。 病情穩定後可選擇清淡少渣的半流質食物，並逐步過渡到軟食和普通飲食。
胃下垂	正常站立時，胃的最低點不超過臍下 2 橫指。但是如果懸吊、固定支撐胃的肌肉和韌帶鬆弛無力，或者腹部壓力下降，就會讓整個胃的位置降低，以至於胃的下緣到達了盆腔的位置。	常於餐後發生腹部持續性隱痛，而且進食量越大，疼痛時間越長，疼痛感越強烈。 飯後活動也往往會使疼痛加重，甚至出現噁心、嘔吐。 此外，還可能出現頑固性便祕，低血壓、心悸，以及站立性昏厥等情況。	少食多餐，定時定量，吃飯時要細嚼慢嚥。 應選用細軟、清淡、易消化的食物，菜品要剁碎炒熟，不吃生冷蔬菜。 適當多吃些蛋白質含量較高的食物，如牛奶、雞蛋等。 少攝取動物脂肪。

常見胃病	定義	症狀	方法
胃食道逆流	是胃、十二指腸內容物逆流至食管引起的反酸、胃灼熱感（俗稱火燒心）等症狀或組織損害。	餐後、身體前屈或夜間睡覺時，常有酸性液體從胃、食管逆流到咽部或口腔。餐後1小時左右有胃灼熱感或疼痛，疼痛可放射到肩胛區、頸、耳、上臂。	膳食應以低脂、清淡、易消化的食物為主，少食粗糙、不易消化、刺激性的食物。儘量不吃巧克力、甜食、酸性食物等，不吃豆類、薯類、芋頭等易產生氣體的食物。避免精神刺激，睡前2～3小時內不要吃東西。
慢性胃炎	是指不同病因引起的胃黏膜的慢性炎症或萎縮性病變，其實質是胃黏膜上皮遭受反覆損害後，由於黏膜特異的再生能力，以致黏膜發生改變，最終導致不可逆的固有胃腺體的萎縮，甚至消失。	慢性非萎縮性胃炎：不規則的上腹隱痛、腹脹、打嗝等，飲食不當時更明顯，部分患者會出現反酸，甚至胃出血情況。慢性萎縮性胃炎：常表現為上腹部隱痛、脹滿、噯氣，食慾缺乏，或消瘦、貧血等。	多吃高蛋白、高維生素的新鮮食物。胃酸分泌過多時，可喝牛奶、豆漿，吃饅頭，中和胃酸；胃酸分泌減少時，可食用一些帶酸味的水果或果汁，如山楂、橘子等，以刺激胃液的分泌。飲食宜清淡、有規律，要做到少食多餐、細嚼慢嚥、定時定量。
胃癌	源自胃黏膜上皮的惡性腫瘤，發病率居各類腫瘤的首位。	70%以上的胃癌早期患者無明顯的症狀；隨病情發展，到中晚期會出現上腹部飽脹不適或隱痛、泛酸、噁心、嘔吐、乏力、消瘦等症狀。	手術後為適應消化道重建，飲食應注意逐漸過渡，從稀到稠，量從少到多。少食多餐：每日5～6餐，從流食開始，然後到半流質食物，如稀飯、麵片等，最後過渡到普通飲食。
胃息肉	是指胃黏膜表面長出突起的乳頭狀肉。	早期無明顯症狀，當息肉長到一定程度，可能會出現上腹隱痛、腹脹，少數人可出現噁心、嘔吐、反酸等症狀。	手術後應禁食一天，當天可少量飲水，每次4～6湯匙，2小時一次。如無不適，次日可適量食用清淡流食。第三天可食5～7餐流食，每次100～150毫升。
胃結石	是由於食入某種動物組織成分、毛髮或某些礦物質在胃內不被消化，凝結成塊而形成的。	小而光滑的結石可隨糞便排出體外；大而粗糙的結石會引發飽脹感、反胃、噁心、嘔吐及上腹痛，甚至消化道出血。嚴重者還會造成胃穿孔、腹膜炎、腸梗阻。	術後當天要禁食，可少量飲水。如無不適，次日可食流食，第三天全量流質食物。術後兩週可食半流質食物，如稀飯、麵條、餛飩，每日5～6餐；出院後食軟飯。

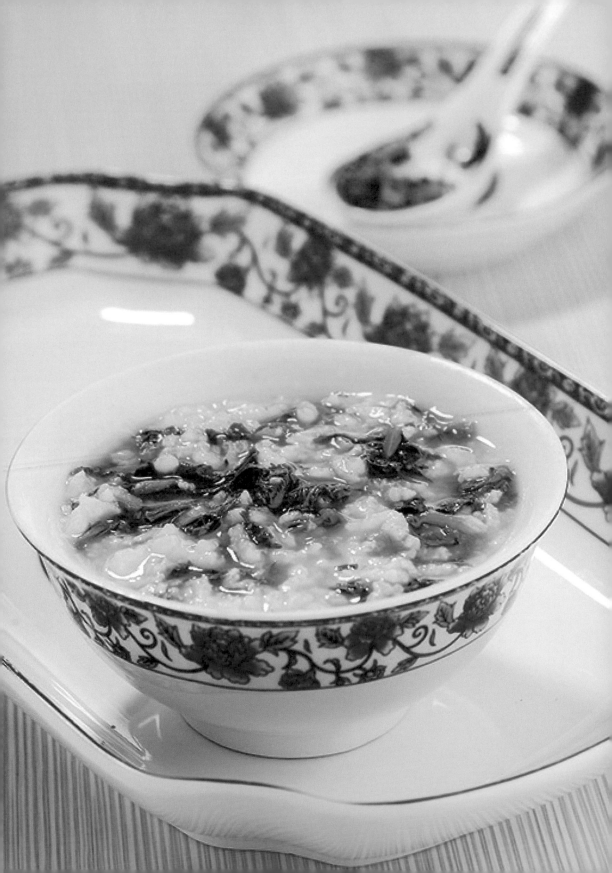

第一章

胃不好的人多喝粥

得了胃病，聚餐時看著別人吃燒烤，喝冷飲，自己卻只能默默地喝著溫開水。這還不是最難受的，胃病發作起來的時候，脹痛、腹瀉、反胃、嘔吐……種種症狀簡直讓人痛不欲生，其實把胃養好才是解決王道，通常醫生們的建議就是多喝粥。

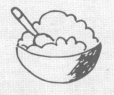

這些習慣最傷胃

1. 三餐不定時，飲食不規律

胃病似乎成了很多職場精英的標誌。他們經常忙於工作而讓胃撐一頓、餓一頓，這也幾乎成了白領階層的習慣。

胃是嚴格遵守「時間表」的，胃液的分泌在一天之中有高有低，以便及時消化食物，胃酸和胃蛋白酶如果沒有食物的中和，就會消化胃黏膜本身，因而誘發消化不良、胃炎、胃潰瘍等疾病。

保胃小提醒：
定時進餐很重要，如果做不到，隨身準備一些健康小零食，便能隨時補充能量，撫慰胃腸。

2. 晚餐吃過飽，入睡不消化

很多人忽略早餐，午餐隨便應付，晚上則開起「腸胃派隊」，睡前還要加一餐。長期如此，腸胃健康的消化秩序就會被破壞。晚飯過飽或睡前吃宵夜，除了影響睡眠、導致肥胖，還會迫使腸胃道處在超負荷的「緊張工作」中，胃液分泌過量會腐蝕胃黏膜，長期如此，會導致糜爛、潰瘍等疾病。

保胃小提醒：
古人提倡過午不食，但現代夜生活逐漸豐富，使我們不能不吃晚餐，但我們可以少吃。另外，睡前 3 ～ 4 個小時內最好不要吃東西。

3. 飲食不潔，易患腸胃病

盛夏時節，各種致病性細菌的繁殖速度很快，食物容易腐爛變質。如果吃了不清潔的食物，就會引起急性胃炎，出現胃痛、胃脹和嘔吐等症狀。幽門螺旋桿菌是許多慢性胃病發生、發展的一種致病因子，大多是由於飲食不潔、相互傳染所致。一般會寄生在胃及十二指腸的黏膜中，使其發炎，引發胃病。患者的口腔和唾液中也存在這種細菌。尤其是家中有人患上胃潰瘍和胃炎時，實行分餐制就顯得更為重要。

保胃小提醒：
我們在吃東西前，一定要將食物清洗乾淨，或將發霉變質的食物丟棄，以防止腸胃病的發生。

4. 吃飯不專注，胃會不舒服

為了節省時間，很多人的早餐都是在上班路上解決的，而午餐又往往對著書本、電腦螢幕邊看邊吃，這樣會讓胃很不舒服。消化是一項緊張而繁重的工作，需要大量充足的血液，邊走邊吃、邊看邊吃使身體和腦部無形之中和胃腸「爭奪」了血液，久而久之，就會造成胃消化不良。

保胃小提醒：

吃飯時把注意力放在食物上，應細嚼慢嚥、享受食物，這樣的進餐方式胃最喜歡。

5. 胃部受寒，影響胃腸道

人們常常會在秋季注意防寒保暖，但在夏天卻不加以注意，貪吃冷飲，吃冰棒、冰鎮的西瓜等，並長期待在有空調的環境中，常常會引發腸胃病。

胃部其實是對外界氣候和溫度很敏感的一個器官，人體在受到冷空氣的強烈刺激後，胃部會很容易發生痙攣性收縮，從而引發胃痛、消化不良、甚至是腹瀉等症狀，從而影響胃腸道的功能。

保胃小提醒：

入秋後要特別注意胃部的保暖，特別是本身患有慢性胃炎的老胃病患者，應及時添加衣物，夜晚也要注意保暖避免腹部受涼。

6. 空腹吃水果，胃酸也胃脹

人空腹時，胃酸濃度較高，這時如果再進食大量酸性水果，會使胃酸和水果中的成分結合，形成難以溶解的沉澱物。一旦沉澱物結成大塊，就會使胃內壓力升高，引起脹痛，產生胃脹、泛酸等一系列不適的反應和消化道疾病。

保胃小提醒：

有胃及十二指腸潰瘍、胃酸過多的患者，不宜食山楂、檸檬、楊梅、李子等酸性較高的水果，以免增加胃酸分泌，刺激胃黏膜。

7. 過食辛辣刺激食物，口味重易傷胃

適當吃辣椒、胡椒等是暖胃的好辦法。過食辛辣會讓胃黏膜很痛苦，尤其有潰瘍面的消化道，再吃得過辣，消化道內的慘狀可想而知。食物經油炸後，顆粒被包在油脂裡，減少和蛋白或澱粉接觸機會，因此較難消化，會加重胃負擔，易出現反酸、噁心等不適。

保胃小提醒：

有胃潰瘍或消化道潰瘍的人禁止吃辣。潰瘍痊癒後，可以適當吃辣，但不要太辣。還有，不要空腹吃辣，可在吃辣前喝點牛奶，能保護胃黏膜。

8. 過度疲勞，壓力大傷胃

胃也是有感情的器官，當一個人處在緊張、煩惱或憤怒時，這些不良情緒就會影響胃的分泌、運動、消化等功能，久而久之就會誘發胃病。很多人犯胃病，都與恐懼、鬱悶、壓力等負面情緒有關。

保胃小提醒：

壓力大、情緒差的時候不要用食物安慰自己，可以適當少吃一些湯、粥類容易消化的食物，不給身體造成太多額外的負擔。

9. 常喝咖啡，傷胃也傷 「心」

空腹喝完咖啡後，會出現心慌、哆嗦的症狀，還會對胃黏膜造成傷害。咖啡含有咖啡因和單寧酸，會刺激胃即使不空腹飲用，也會對胃有刺激，所以空腹飲用有刺激性的咖啡，會影響胃消化，嚴重會導致胃潰瘍。

保胃小提醒：

喝咖啡時適當搭配一些糕點，或在早、午兩餐間加些小零食，有助於消化。

10. 酗酒無度，傷胃沒商量

要知道，飲食無節很傷胃，如果飲酒沒有節制，胃受到的傷害就會加倍。空腹喝酒傷害更大，易引起胃出血、胃潰瘍。經常喝酒會讓酒精在胃內停留，與胃及十二指腸黏膜直接接觸，誘發胃及十二指腸黏膜損傷及其他胃病。

保胃小提醒：

選擇黃酒、米酒、葡萄酒，對胃傷害小。

養胃粥功效多，利消化，增食慾

1. 利於消化

養胃粥是很有利於消化的。白米在經過長時間的熬煮溫度正處於 50 ～ 60℃的時候就會產生糊化的作用，熬煮軟爛的稀飯是入口即化的，在下肚之後很容易被消化和吸收，非常適合腸胃不適的患者食用。

2. 預防感冒

煮粥通常以白米為最好。因為白米性味甘平，有和胃氣、補脾虛、壯筋骨、和五臟的功效，秋冬的早晨，天氣漸冷的時候，起床後喝一碗生薑養胃粥，身體立刻就會感覺暖暖的，不僅可以幫助保暖、增加身體的禦寒能力，還可以防寒，預防感冒，對於發熱、鼻塞嚴重、流鼻涕的現象都有很好的治療作用。

3. 防止喉嚨乾澀

對於喉嚨不適、一說話就喉嚨痛的人，可以煮適當清淡一點的粥，可以多加些青菜進去，還可以加點花生、綠豆、薏仁之類的都是可以的，小米綠豆粥對喉嚨不適的患者是非常合適的，平時的話還要注意最好不要食辛辣、性熱、炸炒之類的刺激性食品，每天煮一碗溫熱的粥不僅能滋潤喉嚨，還可以有效緩解其不適感。

4. 治療胃潰瘍

糯米具有補胃消食、寬胸破積、舒氣止瀉的功效。糯米中的尿囊素可促進損壞的胃黏膜的癒合。糯米被選用作為保護胃黏膜的保健食品的原料，還因為糯米含有醇溶蛋白，其中的穀氨醯胺可以定向刺激人體胃腸道的肌肉蛋白和糖原的合成，可以大大提高人體胃黏膜的生成，是已知的對解決頑固性胃炎和胃潰瘍等胃腸疾病很有效的天然蛋白，臨床效果顯著。

飲用養胃粥有宜忌

1. 早晨宜多喝粥

　　早晨空腹喝粥，很容易消化吸收，而且還具有保護腸胃的作用，對於一些上班族們，由於每天的時間都很緊迫，幾乎都是湊合吃一點，或是吃一些如牛奶、豆漿、油條之類的食物，其實是很容易傷胃的。牛奶、豆漿會導致胃裡水氣過多，油條吃多了會導致胃裡火氣過大。時間長了都會落下病根。

　　喝粥就不一樣了。因為粥屬於流質食物，早晨起來喝一碗熱粥，剛好可以讓米粥流到胃黏膜處，而且熬好的粥上面會漂浮著一層黏稠的米油，對喝粥的人有很強的滋養作用，堅持每天一碗熱粥，整個人都舒坦。

2. 不宜喝太燙的粥

　　根據醫學研究數據顯示，人的口腔及胃黏膜耐受的最高溫度是 $50 \sim 60^{\circ}\text{C}$，長期食用溫度過高的食物就會破壞胃腸道黏膜，若胃黏膜失去保護作用，食道周圍就會引發炎症，其實喝粥和水的原理是一樣的，粥太燙的話，直接喝下去會刺激胃腸道黏膜，這樣就很容易破壞胃黏膜，時間長了，就會造成胃黏膜壞死，從而引發食道的各種炎症甚至是癌症。

3. 胃寒絞痛，宜在粥裡加點生薑

　　生薑具有發汗解表、溫胃止嘔、解毒三大功效。腹部受涼而腹痛、腹瀉的人，粥裡加點生薑能起某些抗生素的作用，尤其對抗擊沙門氏菌效果尤為明顯，因此可以在粥裡加一些生薑。生薑屬陽性食物，常吃還有利於減重。特別要注意暖薑粥一定要趁熱喝，才能起到驅散寒氣，出汗排毒的作用。

4. 粥雖好，也不宜頓頓喝粥

　　粥屬於流食，對於老年人來說，牙口不好，就喜歡喝點粥，易消化而且清淡，所以幾乎將粥作為主食來食用，不吃主食可以，要是不來碗粥，就覺得跟沒吃飯一樣。適當喝粥確實對身體有益，但不可頓頓都喝。粥在營養上要是和同量的米飯相比就稍差一點，而且粥因為容易被消化吸收，所以很容易產生饑餓感。長時間下去，因為喝粥可能會導致其他營養攝取不均衡而導致營養不良。

5. 空調引發脾胃病，宜用薏仁粥、紅豆粥來化解

　　空調在炎熱的夏季，給人們帶來便利的同時也會帶來不少危害，長時間待在空調房內的人，飲食要滿足兩大需求，即排濕和營養。在空調環境中汗孔緊閉，體內的濕熱不能通過出汗散發，鬱積體內，容易成病，因此空調族應多吃利水、滲濕的食物，如薏仁粥、紅豆粥等。

6. 胃不好的患者，不宜總是喝粥

　　不少的人認為粥是養胃的，多喝點粥對調理腸胃是有好處的，其實這種觀點並不完全正確。因為粥屬流質食物，喝粥時不用慢慢咀嚼，這樣就不利於口腔唾液腺的分泌，而且粥裡的水分含量比其他食物還高，當粥進入到腸胃裡的時候，就會發揮稀釋胃酸的作用，因而加速胃部的膨脹，使胃腸蠕動相對緩慢，這其實是很不利於人體消化吸收。因此腸胃病患者不宜總是喝粥，而應選擇其他更容易消化吸收的食物。食用的時候，要細嚼慢嚥，才有利於消化吸收。

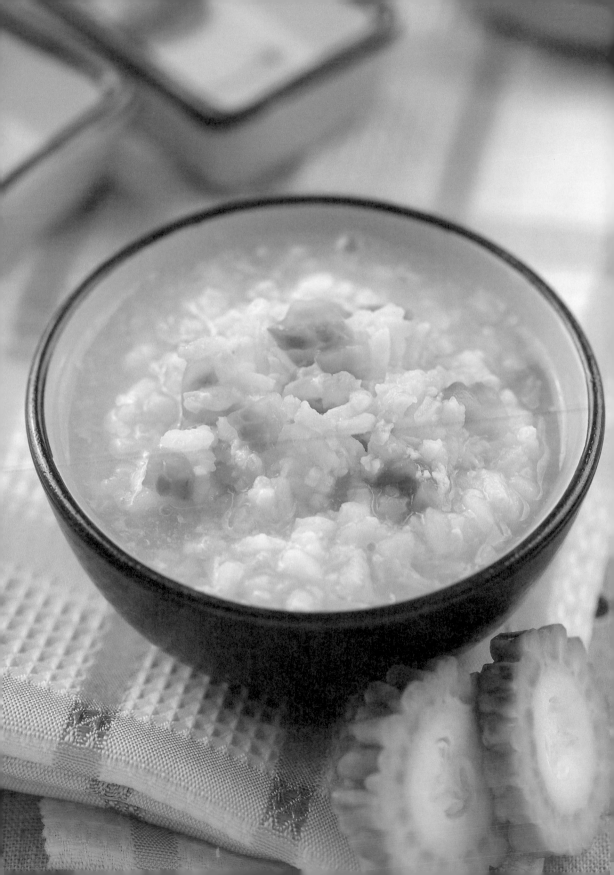

第二章

十大常見胃病對症粥品

明明我們吃得越來越好，但是為什麼得胃病的人卻越來越多？不同胃病需要注意的地方不同，下面來瞭解一下如何對症養護十大常見胃病，打好健康「保胃戰」。

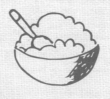

急性胃炎

急性胃炎常見的為單純性和糜爛性兩種。前者表現為上腹不適、疼痛、厭食和噁心、嘔吐；後者則以消化道出血為主要表現，有嘔血和黑便。胃炎的飲食原則應清淡、對胃黏膜刺激小，勿過饑過飽，飲食規律，少食多餐。注意食物中糖、脂肪、蛋白質的比例。

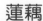

蓮藕

蓮藕是藥用價值相當高的植物，它的根、葉、花、鬚、果實皆是寶，都可滋補入藥。用蓮藕製成粉，能消食止瀉，開胃清熱，滋補養性，預防內出血，是急性胃炎患者上好的流質食品和滋補佳珍。

陳皮

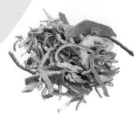

陳皮屬於理氣藥，具有理氣、燥濕、化痰的作用，主治脾胃氣滯之脘腹脹滿或疼痛、消化不良。適合暑濕犯胃型胃炎患者食用。

紅棗

紅棗味甘，性溫，具有安中養脾、益心潤肺、健胃通竅等功效，適用於治療脾胃虛弱、氣虛不足、貧血萎黃、失眠倦怠等症。紅棗含有豐富的維生素 C 與鐵質，適當食用有助增強體能，提高免疫力，促進人體膠原和血細胞的生長。

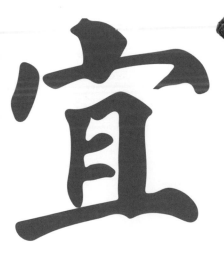

牛奶

牛奶味甘，性平、微寒，具有補虛損，益肺胃，生津潤腸之功效，牛奶還能中和胃酸，防止胃酸對胃黏膜的刺激。因此牛奶常用於輔助治療久病體虛、氣血不足、營養不良、胃及十二指腸潰瘍、消渴、便祕等病症。

栗子

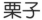

香甜味美的栗子，自古就作為珍貴的果品，是乾果之中的佼佼者。栗子屬於堅果類，澱粉含量很高，能供給人體較多的熱能，並能幫助脂肪代謝。而且中醫認為栗子有補腎健脾、強身壯骨、益胃平肝等功效。

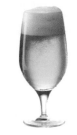

酒

酒精的親脂性和溶脂性能導致胃黏膜屏障破壞，上皮細胞損害，黏膜內出血和水腫亦可導致胃酸分泌亢進造成黏膜損傷。飲酒對於糜爛性急性胃炎來說無異於雪上加霜。

辣椒

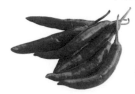

辣椒吃多了會導致胃黏膜受損，進而導致出現胃灼熱的症狀，大量的辣椒素還會刺激胃部神經，引發胃痙攣，造成胃酸和脹氣。

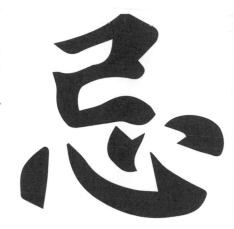

芥末

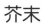

芥末的主要辣味成分是芥子油，其辣味強烈，可刺激唾液和胃液的分泌，如果食用過多會造成胃酸過多，同時會刺激到胃黏膜，造成胃部不適。

忌吃膳食纖維豐富的食物，如粗糧、雜糧、豆類等。

忌吃刺激性食物，如辣椒、芥末、咖哩、濃茶、咖啡等。

芹菜

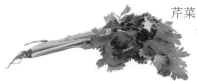

芹菜中含有大量的膳食纖維，不容易被人體消化吸收，食用芹菜後會給胃部增加負擔，對有糜爛性胃炎的患者來說會增加物理摩擦、造成傷口疼痛，加重病情。

年糕

年糕之類的食品比較難以消化，在胃中停留的時間會比較長，需要更多的胃酸才能消化，容易造成胃脹、胃酸的症狀。

大豆

大豆中碳水化合物含量為 25% ～ 30%，有一半是膳食纖維，其中棉子糖和水蘇糖在腸道細菌作用下發酵產生氣體，可引起腹脹。因此，胃腸發脹者應忌吃大豆。

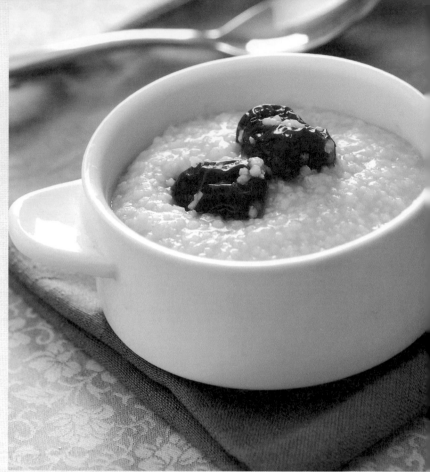

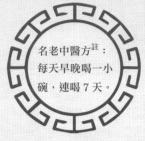

名老中醫方^註：
每天早晚喝一小
碗，連喝 7 天。

準備時間
10 分鐘
煮粥時間
20 分鐘
用餐人數
2 人

主料
小米 50 克
配料
紅棗 3 枚

小米紅棗粥

　　小米有健脾胃、養
胃腸的功效，對剛剛患
急性胃炎而胃腸虛弱的
人有食療效果，可緩解
人體內脫水，並幫助腸
道加速毒素的排泄，是
非常合適的流食。紅棗
性味甘溫，具有安中養
脾、益心潤肺、健胃通
竅、補血養顏等功效。

> 黃色小米比白
> 色小米含的核
> 黃素更多。

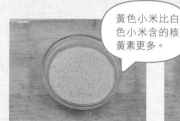

❶ 小米淘洗乾淨。

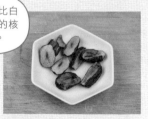

❷ 紅棗洗淨，切開去核。

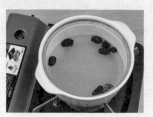

❸ 將小米和紅棗一同放入
　鍋中，加適量水。

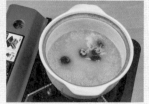

❹ 開大火將水燒開，轉
　小火煮 15 ～ 20 分鐘
　即可。

★ 註：讀者可依一種疾病在一段時期內，可選一種粥，按名老中醫方連續服用即可。（以下同）

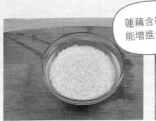

蓮藕含鞣酸，能增進食慾。

❶ 白米淘洗乾淨。

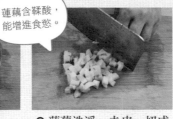

❷ 蓮藕洗淨，去皮，切成小丁。

鮮藕粥

　　蓮藕是養生佳品，能清熱、養血益氣、健脾開胃、通便止瀉，對體弱多病、營養不良者是很好的選擇，特別適合作為補品病後服用。

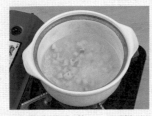

❸ 將白米和藕丁一同放入鍋中，加適量水。

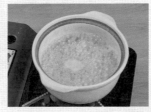

❹ 開大火將水燒開，轉小火煮 30 分鐘，放溫後加蜂蜜調味即可。

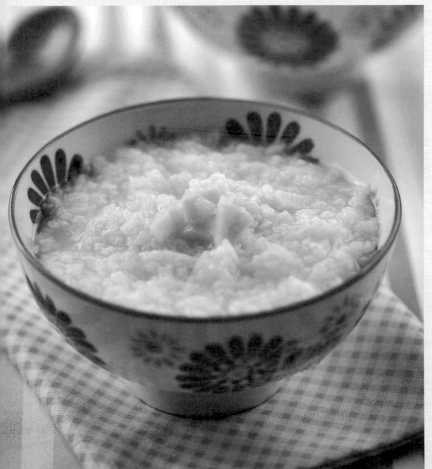

準備時間
20 分鐘
煮粥時間
30 分鐘
用餐人數
2 人

主料
白米 100 克
蓮藕 150 克
配料
蜂蜜適量

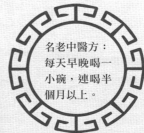

名老中醫方：每天早晚喝一小碗，連喝半個月以上。

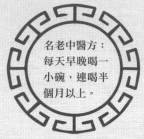

名老中醫方：
每天早晚喝一
小碗，連喝半
個月以上。

準備時間
120 分鐘
煮粥時間
30 分鐘
用餐人數
3 人

主料
生栗子 40 克
糯米 100 克
配料
紅糖適量

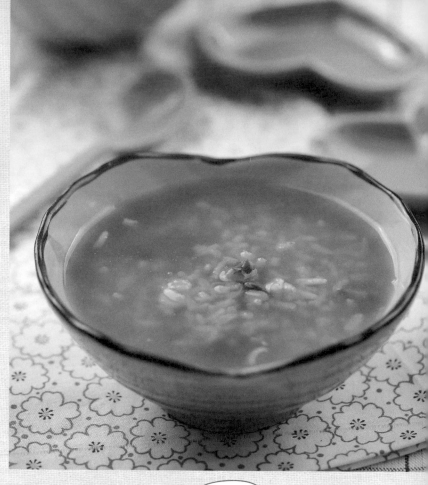

栗子粥

　　栗子能養胃健脾、
壯腰補腎、活血止血，
作為秋季時令堅果，對
氣虛的人來說是上佳的
滋補之品。糯米具有補
胃消食、寬胸破積、舒
氣止瀉的功效。糯米中
的尿囊素可促進損壞的
胃黏膜的癒合。對於急
性糜爛性胃炎具有很好
的修補作用。該粥可以
健脾胃、壯腰腎。

優質糯米飽
滿、有光澤。

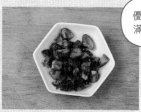

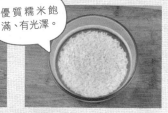

❶ 生栗子放入沸水中煮 5
　分鐘，冷卻後剝殼，切
　成小塊。

❷ 糯米洗淨，浸泡 120
　分鐘。

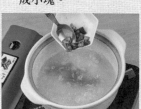

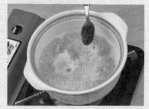

❸ 鍋置火上，加糯米，大
　火燒沸後改小火，放入
　栗子。

❹ 待粥煮至熟爛時，加
　入紅糖調味即可。

適合高脂血症、高血糖患者的養胃粥。

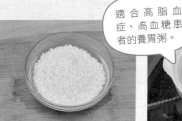
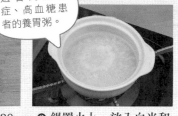

❶ 白米洗淨,浸泡 30 分鐘。

❷ 鍋置火上,放入白米和適量水,大火燒沸後改小火。

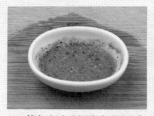
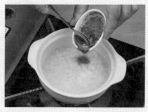

❸ 葛根粉加適量涼水調成稀糊狀。

❹ 待粥煮至六成熟時,放入葛根粉糊,熬煮成粥即可。

葛根健胃粥

葛根所含的黃酮類化合物,有鬆弛胃腸平滑肌的作用,可以緩解胃痙攣和嘔吐,還能降低血脂,有明顯的降低血糖的作用。另外葛根性涼、氣平、味甘,具有清熱降火排毒的功效,適合胃火旺盛型患者。此粥軟滑適口,清香沁脾,具有營養機體、升舉陽氣的功效。

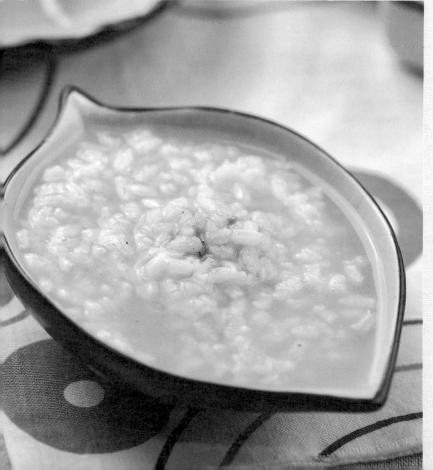

準備時間
30 分鐘
煮粥時間
30 分鐘
用餐人數
2 人

主料
葛根粉 15 克
白米 100 克

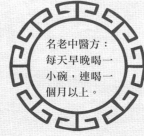

名老中醫方:每天早晚喝一小碗,連喝一個月以上。

急性胃炎對症其他粥品

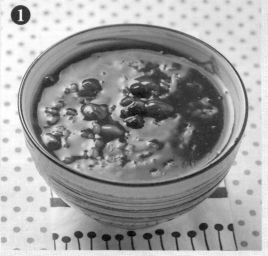

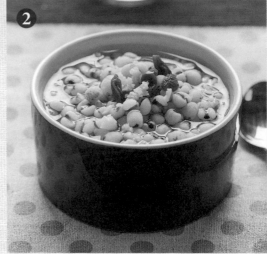

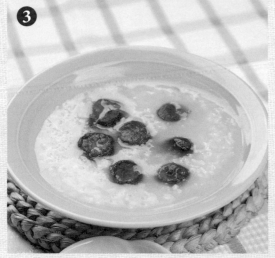

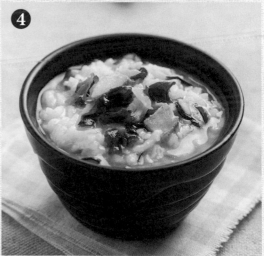

1 紅豆花生粥
水燒沸，放紅豆、花生、白米，煮至黏稠，放入紅糖即可。

2 生薑薏仁粥
生薑30克切末；薏仁100克洗淨，煮至熟爛時，放入枸杞子、生薑末，略煮即可。

3 梅山楂粥
將青梅10克、三七6克、山楂30克放入砂鍋中，加水煎煮取汁。與白米熬煮成粥即可。

4 木耳雞肉粥
木耳10克泡發，切碎；白米100克；雞肉200克，放入鍋中，大火煮沸後轉小火煮熟即可。

5 菠菜雞粒粥

鍋中放入白米和適量水,煮至黏稠時,放入雞肉粒,煮熟,加入菠菜段,加鹽調味即可。

6 薏仁紅豆粥

將紅豆、薏仁、白米各 50 克,放入鍋中熬煮成粥即可。

7 紫米豬肝粥

鍋中放入紫米、糯米和適量水,熬煮成粥;放入豬肝煮熟,加鹽調味即可。

8 白扁豆粥

鍋置火上,放入白扁豆、白米和水,熬煮熟爛即可。

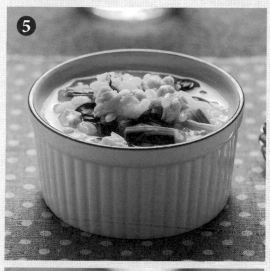

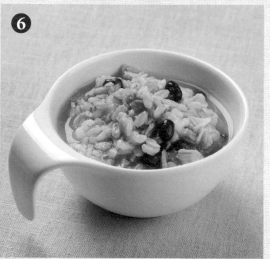

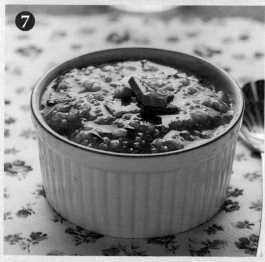

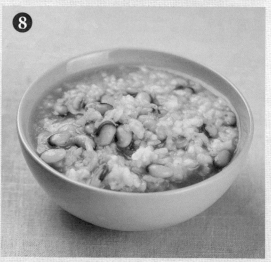

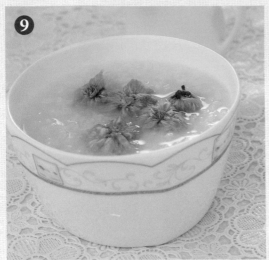

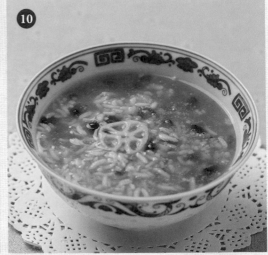

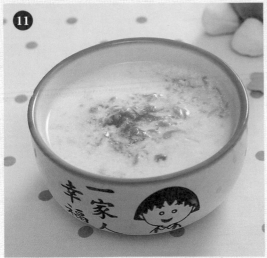

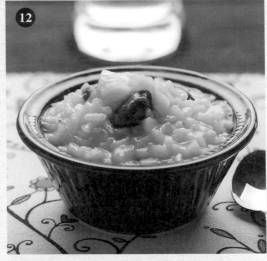

9 白菊花粥

白菊花煮水取汁；鍋中放入白米
100 克和白菊花水，煮至粥熟。

11 南瓜牛奶粥

鍋置火上，放入白米、南瓜塊、適
量牛奶，煮熟即可。

10 薏仁鮮藕紅豆粥

鍋中放入薏仁、白米、紅豆和適
量水，待粥煮熟時，放入蓮藕片，
煮沸即可。

12 蘋果栗子粥

鍋置火上，放入白米、栗子和適
量水，熬煮至粥快煮熟時，放入
蘋果，略煮片刻即可。

13 海帶冬瓜粥

白米加水煮沸後加入冬瓜塊、海帶絲，改小火繼續熬煮至米爛時，加鹽調味即可。

14 黑芝麻白米粥

白米煮粥至八成熟，放入熟黑芝麻，繼續煮到熟爛。

15 蓮肉粥

糯米加水燒沸；放入蓮子粉，粥煮熟時，放入紅糖即可。

16 何首烏粥

白米煮粥，大火燒沸後放入何首烏粉 30 克，紅棗 2 枚，待粥煮熟時，放入白糖調味即可。

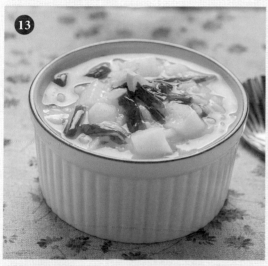

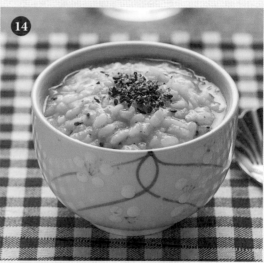

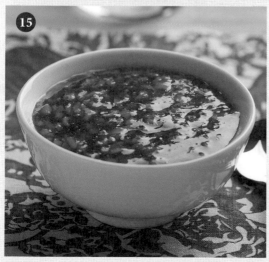

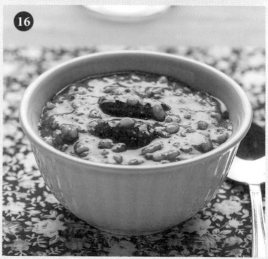

慢性
非萎縮性胃炎

　　急性胃炎常見的為單純性和糜爛性兩種。前者表現為上腹不適、疼痛、厭食和噁心、嘔吐；後者則以消化道出血為主要表現，有嘔血和黑便。胃炎的飲食原則應清淡、對胃黏膜刺激小，勿過饑過飽，飲食規律，少食多餐。注意食物中糖、脂肪、蛋白質的比例。

宜

小米

小米中維生素 B1 和碳水化合物能刺激胃腸蠕動，促進排便，幫助排出腸道廢物，改善消化不良，可防治便祕、腸炎。小米性涼，能去除胃腸虛熱。小米中所含的維生素 B1、維生素 B12 對口角生瘡有效。

蓮子

蓮子能補脾止瀉，止帶，益腎澀精，養心安神。常用於治療脾虛洩瀉，帶下，心悸失眠等。對於慢性非萎縮性胃炎的改善具有很好的輔助作用。

山藥

山藥含薯蕷皂苷配基、醣蛋白、維生素 C、膽鹼、黏液質、尿囊素、澱粉、游離胺基酸等，山藥中所含的澱粉酶、多酚氧化酶等成分，有利於強化脾胃消化吸收功能，具有健脾補肺、益胃補腎的功效，輔助治療脾胃虛弱、食物缺乏、久瀉久痢、倦怠無力等病症。

番茄

番茄富含維生素 A、維生素 C、維生素 B1、維生素 B2 以及胡蘿蔔素和鈣、磷、鉀、鎂、鐵、鋅和碘等多種元素，還含有蛋白質、有機酸、纖維素，有清熱止渴，養陰涼血的功效。

鯽魚

鯽魚有健脾利濕、和中開胃，活血通絡、溫中下氣之功效，對脾胃虛弱、水腫、潰瘍、氣管炎、哮喘、糖尿病有很好的滋補食療作用。
鯽魚中硒元素豐富，可有效保護胃腸黏膜，預防消化系統病變。

洋蔥

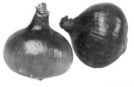

洋蔥辛溫，味道辛辣，可刺激胃的腺體，使胃酸分泌過多，從而加重病情；洋蔥在消化的過程中容易產生過量的氣體，會導致腹脹；洋蔥性溫，多食可積溫成熱，肝胃鬱熱型的慢性胃炎患者食用後會加重病情。

四季豆

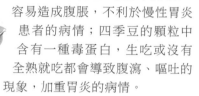

四季豆的營養豐富，但是四季豆在消化吸收的過程中會產生過多的氣體，容易造成腹脹，不利於慢性胃炎患者的病情；四季豆的顆粒中含有一種毒蛋白，生吃或沒有全熟就吃都會導致腹瀉、嘔吐的現象，加重胃炎的病情。

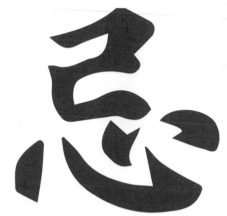

忌吃過酸、過辣等刺激性食物，如辣椒、烈酒、洋蔥等。

忌吃產氣性強、高脂肪的食物，如四季豆、肥豬肉、奶油等。切忌過饑過飽、暴飲暴食。

濃茶

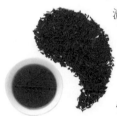

濃茶會刺激胃的腺體分泌胃酸，破壞胃黏膜屏障，擴大潰瘍的面積；濃茶會稀釋胃液，降低胃液的濃度，影響胃的正常消化功能，從而引起消化不良等症狀，加重胃炎的病情。因此，慢性胃炎患者一定要注意不能喝濃茶。

芥菜

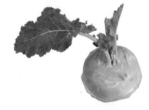

芥菜類蔬菜常被製成醃製品食用，有開胃消食的作用，但是芥菜醃製後含有大量的鹽分，容易產生大量的亞硝酸鹽。亞硝酸鹽入侵失去黏液保護的胃黏膜，會促使胃黏膜細胞局部癌變。

綠豆

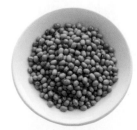

綠豆性寒，過量食用綠豆會導致胃寒及脾胃虛弱引起的慢性胃炎等消化系統疾病。因為綠豆中蛋白質含量比雞肉多，大分子蛋白質需要在酶的作用下，轉化為小分子肽、胺基酸才能被人體吸收。胃腸消化功能不好的人，很難在短時間內消化掉綠豆蛋白，容易因消化不良導致腹瀉、腹痛、嘔吐等。

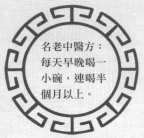

名老中醫方：
每天早晚喝一
小碗，連喝半
個月以上。

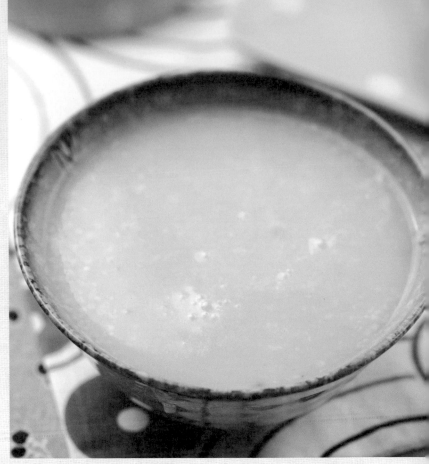

準備時間
10 分鐘
煮粥時間
20 分鐘
用餐人數
2 人

主料
小米 30 克
玉米糝 30 克
白米 30 克
配料
白糖適量

三米粥

　　小米有健脾和胃、
疏肝解郁的功效，還能
緩解精神緊張；玉米
糝、白米也有健脾益胃
的功效。因此，本品適
宜脾胃虛弱的淺表性胃
炎患者食用。

玉米糝、白米
浸泡 30 分鐘，
易煮爛。

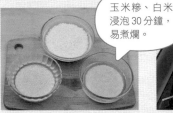

❶ 將小米、玉米糝、白米
分別洗淨，備用。

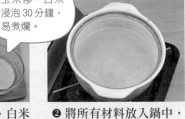

❷ 將所有材料放入鍋中，
加入適量清水。

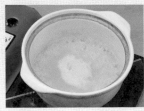

❸ 鍋置火上，大火燒開後
轉小火煮 20 分鐘。

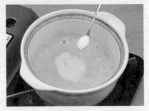

❹ 煮至粥黏稠時，加入
適量白糖調味即可。

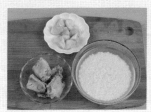

❶ 排骨洗淨剁小塊，氽水撈出，白米洗淨，山藥去皮切滾刀塊。

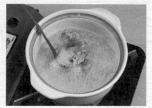

❷ 鍋中放入白米、排骨、蔥段、薑片、料酒和適量清水煮 30 分鐘。

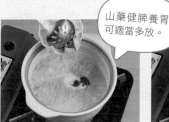

山藥健脾養胃，可適當多放。

❸ 加入山藥、紅棗再煮10 分鐘。

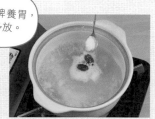

❹ 出鍋前加入鹽調味即可。

紅棗山藥排骨粥

排骨可補腎益氣；山藥含薯蕷皂苷元、糖蛋白、維生素 C、膽鹼、黏液質、尿囊素、澱粉、游離胺基酸等，有補脾養胃，生津益肺，補腎澀精等功效；紅棗有安神、補脾胃的功效。本品不僅營養豐富，而且十分養胃。

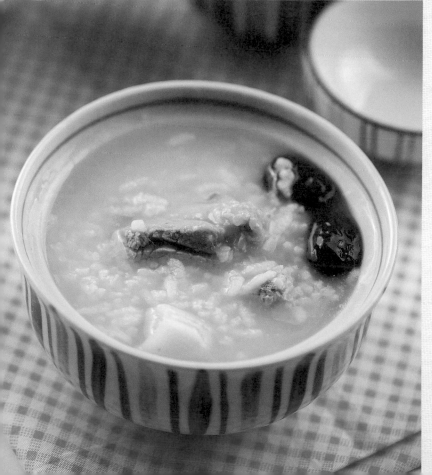

準備時間
40 分鐘
煮粥時間
40 分鐘
用餐人數
3 ～ 5 人

主料
白米 150 克
排骨 200 克
山藥 150 克
紅棗 3 枚
配料
蔥段適量
薑片適量
料酒適量
鹽適量

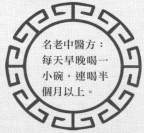

名老中醫方：每天早晚喝一小碗，連喝半個月以上。

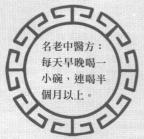

名老中醫方：
每天早晚喝一
小碗，連喝半
個月以上。

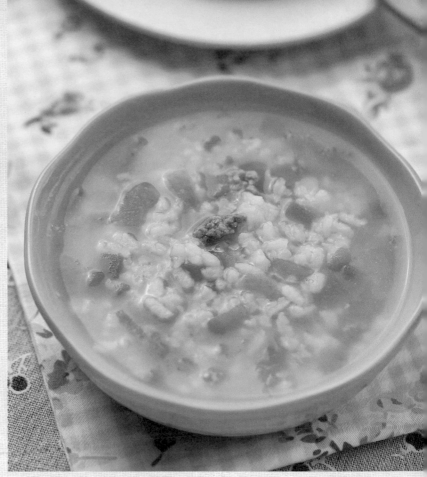

準備時間
40 分鐘
煮粥時間
30 分鐘
用餐人數
2 人

主料
番茄 1 個
牛肉 100 克
白米 50 克
配料
鹽適量

番茄牛肉粥

　　牛肉具有滋養脾
胃的功效，胃寒的人在
寒冬臘月，用牛肉熬
粥，可以暖胃。番茄中
的蘋果酸和檸檬酸能增
加胃液的酸度，調整胃
腸功能。這款粥可以調
養脾胃功能，促消化。

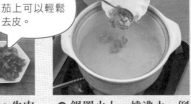

用開水澆在番
茄上可以輕鬆
去皮。

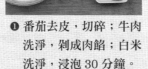

❶ 番茄去皮，切碎；牛肉
洗淨，剁成肉餡；白米
洗淨，浸泡 30 分鐘。

❷ 鍋置火上，燒沸水，倒
入牛肉餡，水開後撇去
浮沫。

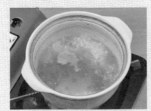

❸ 再倒入番茄以及白米，
大火煮滾後轉小火。

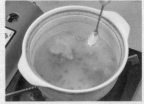

❹ 至粥煮熟後，加鹽調
味即可。

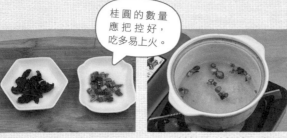

桂圓的數量應把控好，吃多易上火。

❶ 桂圓肉、石斛分別洗淨。

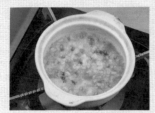

❷ 石斛放入砂鍋中，加入適量清水煎煮至石斛成分析出。

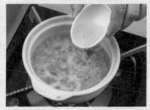

❸ 白米洗淨，和桂圓肉一同放入鍋中，熬煮成粥。

❹ 將石斛藥汁倒入熬好的粥中，加入白糖，攪拌均勻即可。

桂圓石斛粥

　　石斛可以養陰清熱、益胃生津，尤其是對胃液不足、下嚥困難、口唇乾裂者，更為有益。石斛與能養血益脾、補心安神的桂圓肉一起煲粥，適用於胃陰虧損引起的慢性胃炎。此粥養陰生津，和胃益中。

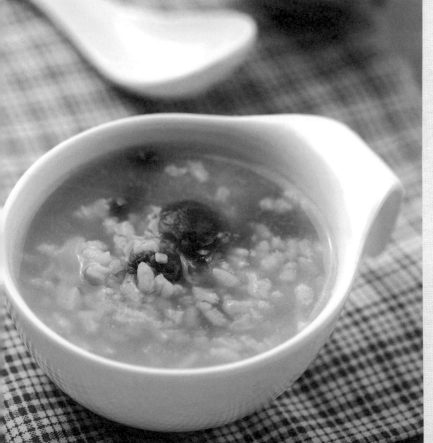

準備時間
5 分鐘
煮粥時間
20 分鐘
用餐人數
2 人

主料
桂圓肉 5 克
石斛 20 克
白米 100 克
配料
白糖少許

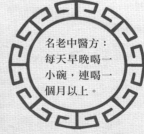

名老中醫方：每天早晚喝一小碗，連喝一個月以上。

慢性非萎縮性胃炎對症其他粥品

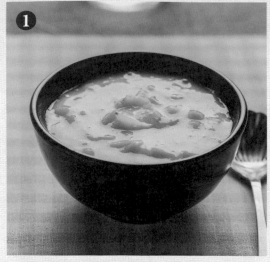

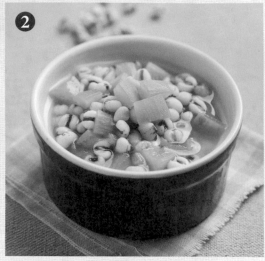

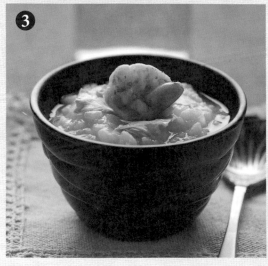

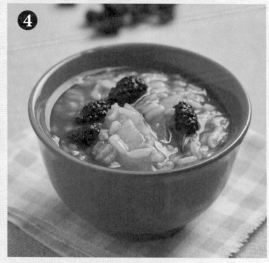

1 百合南瓜粥
糯米、南瓜、鮮百合和適量水熬煮成粥，加入冰糖即可。

2 絲瓜薏仁粥
薏仁和適量水熬煮至粥熟爛時，放入絲瓜塊，略煮片刻。

3 生菜蝦仁粥
糯米和適量雞湯、水熬煮至熟爛，放入蝦仁、生菜，加鹽調味即可。

4 雪梨桑葚粥
糯米和適量水熬煮至熟爛，放入桑葚、雪梨，稍煮即可。

5 榨菜肉絲粥

爆香蔥末、薑末,再放入榨菜絲、豬肉絲、芹菜段,炒熟後,倒入熬好的米粥中即可。

6 茼蒿粥

白米和適量水,熬煮成粥,放入茼蒿,略煮片刻即可。

7 桂圓栗子粥

玉米、栗子、小米、桂圓熬煮成粥,放入紅糖調味即可。

8 番茄豬骨粥

豬骨、番茄和適量水熬煮2個小時。放入白米熬煮成粥,加鹽調味即可。

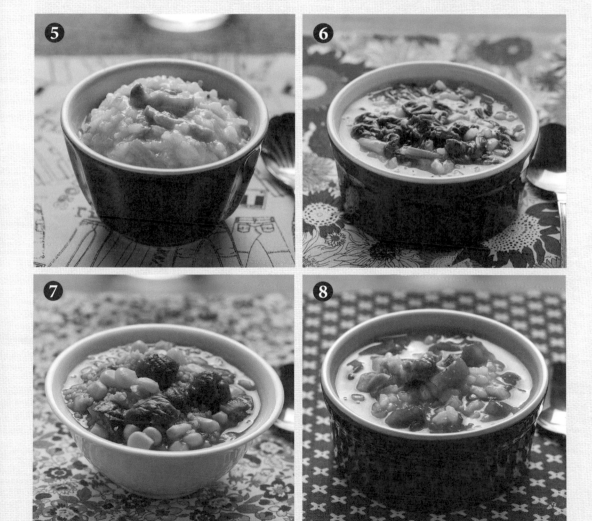

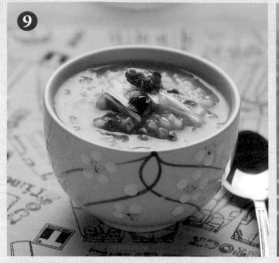

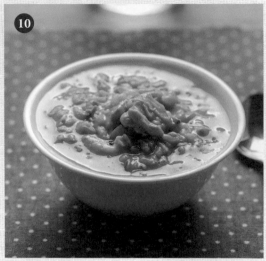

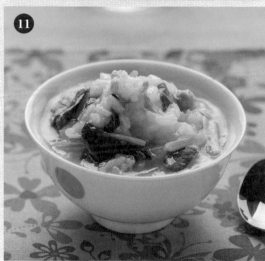

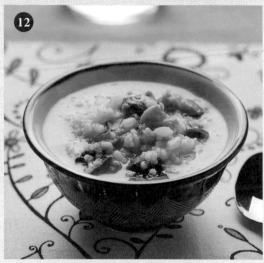

9 烏雞糯米粥

烏雞熬煮成湯;糯米放入烏雞湯中,熬煮成粥即可。

10 雞蛋牛奶粥

燕麥仁、白米和適量牛奶,熬煮成粥,再放入蛋黃,略煮即可。

11 菠菜肉末粥

白米、豬瘦肉,熬煮至粥熟,放入菠菜,略煮片刻即可。

12 小米魚肉粥

小米、白米和適量水熬煮成粥,放入魚片、鹽,略煮片刻即可。

13 桂花紅豆粥

紅豆、糯米和適量水熬煮成粥，再放入紅糖、桂花即可。

14 高麗菜粥

燕麥、白米和適量水熬煮成粥；放入高麗菜，煮熟即可。

15 鵪鶉蛋排骨粥

排骨、薑片加適量水，大火煲2小時，加入白米煮成粥。放入鵪鶉蛋，加鹽調味。

16 絲瓜粥

白米和適量水，熬煮至粥熟爛時，放入絲瓜塊，略煮片刻即可。

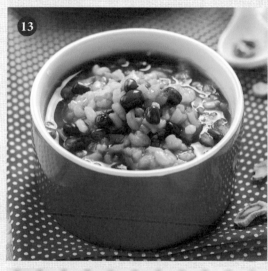

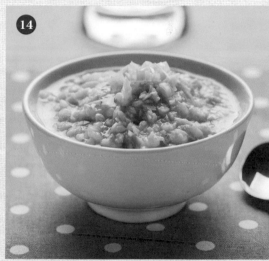

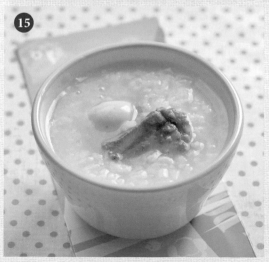

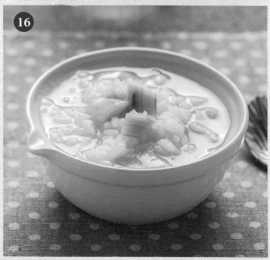

慢性
萎縮性胃炎

這是一種常見病，世界衛生組織將其列為胃癌前疾病，尤其是伴有腸上皮化生或不典型增生者，癌變幾率更大。發病緩慢，病勢纏綿。以胃脘部脹滿疼痛多見，有上腹部灼痛、脹痛、鈍痛或脹滿、痞悶及食慾缺乏、噁心、便祕或腹瀉等症狀，有少數患者無明顯症狀。

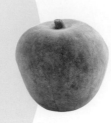

冬瓜

冬瓜具有益胃生津、利水消腫的功效，對慢性胃炎、支氣管炎、腸炎、肺炎等感染性疾病有一定的防治作用，適合肝胃鬱熱以及慢性胃炎患者食用。

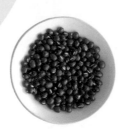

紅豆

紅豆性平、味甘酸，紅豆所含熱量較低，富含維生素 E 及鉀、鎂、磷、鋅、硒等活性成分，是典型的高鉀食物，具有清熱解毒、健脾益胃、利尿消腫、補血生乳等多種功效，在治療腸炎、痢疾、腹瀉以及瘡癰癤腫上都有良好的效果。

青江菜

青江菜中含有大量的植物纖維素，能促進腸道蠕動，增加糞便的體積，縮短糞便在腸腔停留的時間，從而治療多種便祕，預防腸道腫瘤。

宜

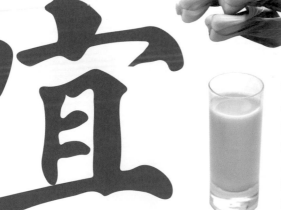

牛奶

牛奶營養均衡，其必需胺基酸組成非常接近人體胺基酸模式，富含維生素 A、維生素 B1、維生素 B2、維生素 D，營養價值高且易於消化吸收。具有補虛損，益肺胃，生津潤腸之功效，胃不好的人群，也可作為用餐時的輔助，與粥類同煮，既健康又營養。

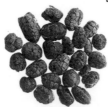

砂仁

砂仁較為溫和。中醫認為，砂仁主要作用於人體的胃、腎和脾，能夠行氣調味，和胃醒脾。具有溫暖脾腎、下氣止痛、寬胸膈、疏氣滯、增食慾、開胃消食的功效，可有效治療腹痛脹滿、腸鳴泄瀉、宿食不化、嘔吐清水。

饅頭

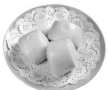

萎縮性胃炎患者的胃黏膜變薄，胃酸分泌減少，胃蠕動能力差，消化功能低下，營養吸收能力變差。麵食製作過程中可能會加入鹼，更不利於消化。

蘇打餅乾

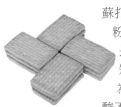

蘇打餅乾的製造特點是先在一部分小麥粉中加入酵母，然後調成麵糰，經較長時間發酵後加入其餘小麥粉，再經短時間發酵後整形。這種餅乾，一般為甜餅乾。含有碳酸氫鈉，會造成胃酸不足，不利於消化。

紅茶

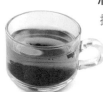

據《神農本草經》記載，紅茶「能開胃健脾消食」，有收斂胃酸分泌的作用，影響胃的正常消化功能，從而引起消化不良等症狀，加重萎縮性胃炎的病情。

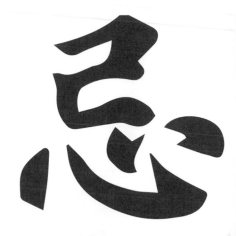

忌食高脂肪食物、酒、糖類、巧克力等，因為它們會使食管下段括約肌放鬆，造成逆流。

忌食過硬、過辣、過鹹、過熱、過分粗糙和刺激性強的食物，如油炸食品、醃臢食品、辣椒、大蒜等。

可樂

可樂雖然能消暑解渴，但一次不能喝得太多，否則就會沖淡胃液，降低胃液的消化能力和殺菌作用，影響食慾。大量飲用冰鎮汽水，由於對胃強烈的冷刺激，可能引起腹痛，甚至誘發胃炎。

桃子

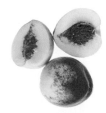

桃子含有大量大分子物質，不易消化，胃功能較弱的慢性萎縮性胃炎患者食用可增加胃的負擔，加重消化不良、腹脹等症狀。而且，桃子性溫，多食易上火，濕熱型的慢性萎縮性胃炎患者應慎食。

巧克力

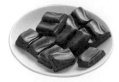

巧克力的脂肪含量很高，過多攝入脂肪會延遲胃排空，加重胃的消化負擔；巧克力的含糖量也極高，會刺激胃酸的分泌，使胃酸增加，從而影響潰瘍面的恢復。

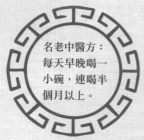

名老中醫方：
每天早晚喝一
小碗，連喝半
個月以上。

準備時間
6 小時
煮粥時間
40 分鐘
用餐人數
4 人

主料
冬瓜 200 克
紅豆 100 克
白米 50 克
配料
蜂蜜適量

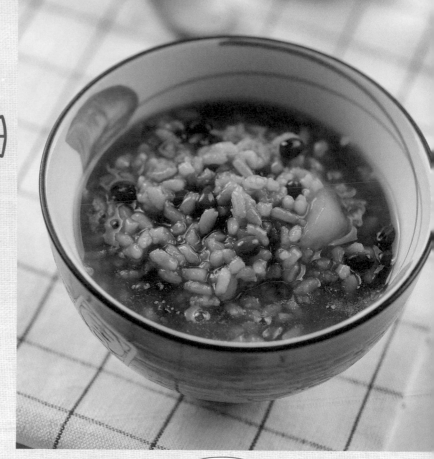

冬瓜紅豆粥

　　冬瓜具有益胃生
津、利水消腫的功效，
對慢性支氣管炎、腸
炎、肺炎等感染性疾病
有一定的防治作用，適
合肝胃鬱熱以及慢性胃
炎患者食用。

紅豆利水，
尿多的人不
宜多食。

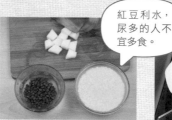

❶ 冬瓜去皮洗淨，切塊；
紅豆洗淨泡發，浸泡 6
小時；白米洗淨。

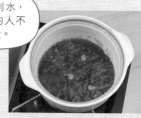

❷ 鍋中水燒開，放入紅
豆、白米熬煮成粥。

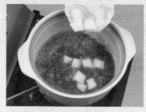

❸ 放入冬瓜煮熟。

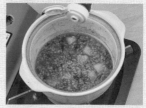

❹ 粥放溫，加入適量蜂
蜜調味即可。

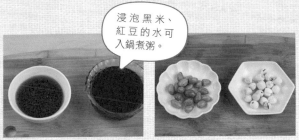

浸泡黑米、紅豆的水可入鍋煮粥。

❶ 黑米、紅豆均洗淨後，浸泡 6 小時。

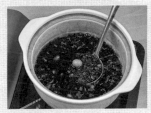

❷ 蓮子、花生洗淨。

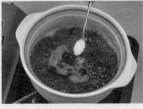

黑米紅豆粥

黑米有健脾開胃、滋陰補腎的功效，對於胃病、腎病患者都有食療保健作用。本品可健脾養胃，特別適合脾胃氣虛的慢性胃炎患者食用。

❸ 鍋至火上，倒入清水，放入黑米、紅豆、蓮子、花生用大火煮開。

❹ 小火熬至爛熟，加白糖調味。

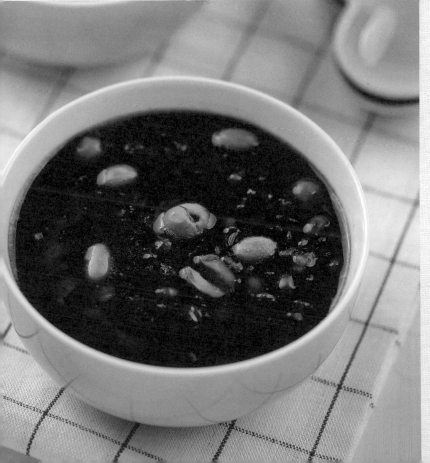

準備時間
6 小時
煮粥時間
40 分鐘
用餐人數
4 人

主料
黑米 50 克
紅豆 30 克
蓮子 20 克
花生 20 克
配料
白糖適量

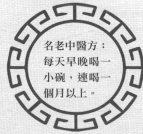

名老中醫方：
每天早晚喝一小碗，連喝一個月以上。

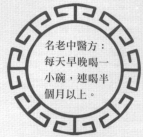

名老中醫方：
每天早晚喝一
小碗，連喝半
個月以上。

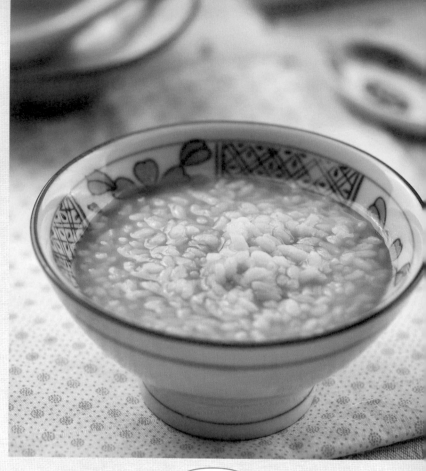

準備時間
30 分鐘
煮粥時間
40 分鐘
用餐人數
1 人

主料
砂仁 6 克
胡椒 8 克
玫瑰花 10 克
白米 50 克

砂仁胡椒
玫瑰粥

　　砂仁有行氣調味、
和胃醒脾的功效。胡椒
能溫中散寒。玫瑰花性
溫，能疏肝解鬱。三者
結合適合用於慢性胃炎
患者的調養。該粥具有
疏肝理氣，和胃止痛的
功效。

加入玫瑰
花，可清除
體內宿便。

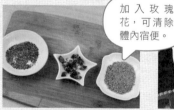

❶ 砂仁搗碎，玫瑰花洗
淨，胡椒研碎。

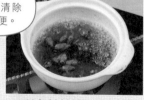

❷ 所有材料放入砂鍋中，
加入適量清水，小火煲
30 分鐘，濾渣取汁。

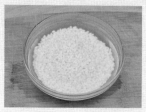

❸ 白米洗淨，浸泡 30
分鐘。

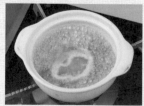

❹ 白米加適量水和過濾
好的汁液，熬煮成粥
即可。

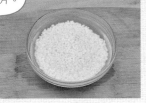

晚上食用，去掉薑片。

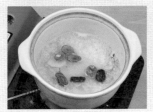

❶ 雞內金洗淨；紅棗洗淨，去核；生薑洗淨，切片。

❷ 白米洗淨，浸泡 30 分鐘。

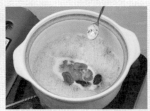

❸ 紅棗、雞內金和薑片、白米一同放入砂鍋中，加適量清水，大火煮沸。

❹ 小火煲 30 分鐘後，加鹽調味即可。

雞內金紅棗粥

中醫認為，雞內金有開胃消食的功效。雞內金含大量蛋白質，不僅能促進胃液分泌，還能增強胃運動。紅棗可以養心安神、健脾益氣。這款粥可以活血化瘀，通絡和胃。

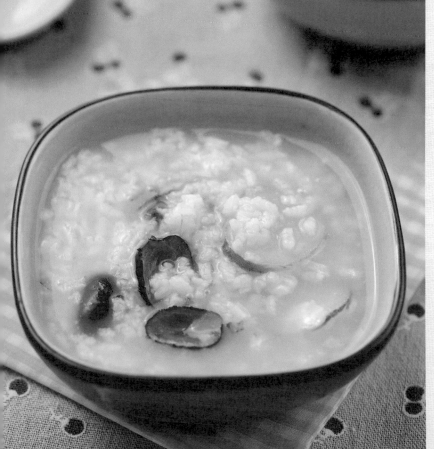

準備時間
30 分鐘
煮粥時間
40 分鐘
用餐人數
2 人

主料
雞內金 1 個
紅棗 6 枚
白米 150 克
配料
生薑適量
鹽適量

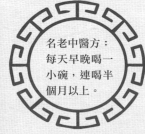

名老中醫方：每天早晚喝一小碗，連喝半個月以上。

慢性萎縮性胃炎對症其他粥品

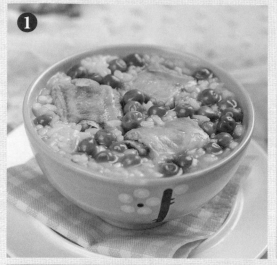

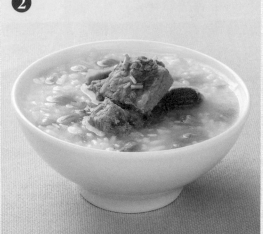

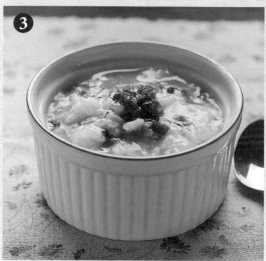

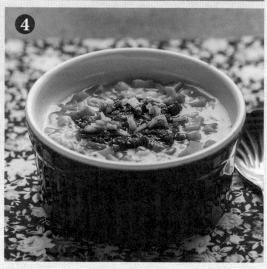

1 當歸豌豆牛尾粥
牛尾、當歸、豌豆、白米小火煲3小時，調味即可。

2 花生排骨粥
排骨、花生、蔥、生薑慢煲2小時，揀出蔥、生薑，加入白米，熬煮成粥，調味即可。

3 當歸煲海參粥
白米、黃花、當歸、枸杞、海參，熬煮成粥，加鹽調味即成。

4 大麥牛肉粥
大麥熬煮成粥，加胡蘿蔔丁、牛肉末、薑末，煮熟即可。

5 桑葚羊肉粥

羊肉、白米、桑葚與薑末，一起熬煮成粥，加鹽調味即可。

6 綠豆豬肝粥

薑片、鹽、白米、綠豆煮粥，煮熟後放豬肝，再次煮熟後，加鹽、蔥花調味即可。

7 蔥薑羊肉粥

羊肉和適量水、蔥、生薑，慢煲1小時；放入白米熬煮成粥即可。

8 黑豆糯米粥

糯米、黑豆和適量水，熬煮成粥，撒上白糖，攪勻即可。

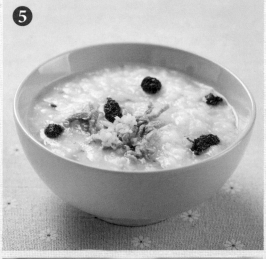

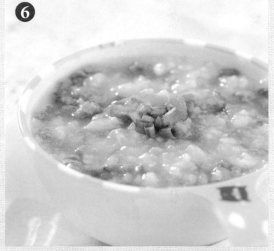

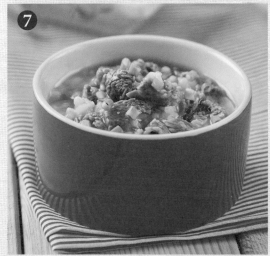

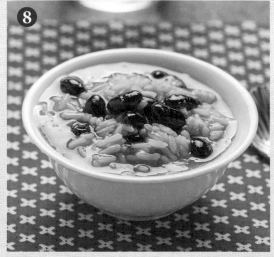

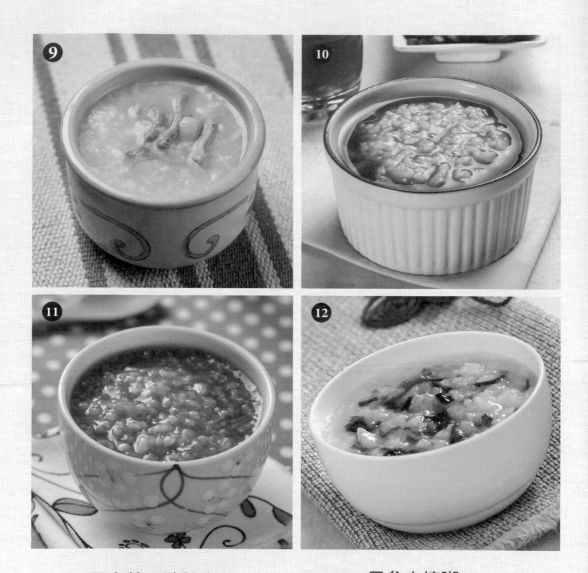

9 百合蓮子豬肚粥
蓮子、白米、豬肚絲、百合熬煮至粥熟，加鹽調味即可。

10 丹參山楂粥
丹參和山楂煎水取汁。加白米同煮成粥，加冰糖略煮即成。

11 玫瑰紅花粥
玫瑰花、紅花、當歸煎煮取汁，加白米熬煮成粥即可。

12 紫菜瘦肉粥
將瘦肉和白米熬煮成粥，加入適量紫菜，調味即可。

13 黑豆桃仁粥

將益母草、蘇木、桃仁煎煮取汁。在濾汁中加入黑豆、白米熬煮成粥即可。

15 陳皮枸杞豬肝粥

陳皮、枸杞、白米熬煮成粥,用大火煮沸,再放入豬肝,待豬肝熟透,加鹽調味即可。

14 菠菜豬肝粥

白米加適量水熬煮成粥,加入蔥、生薑醃漬好的豬肝片,煮熟後再加入菠菜略煮片刻即可。

16 薺菜白米粥

薏仁、白米和適量水熬煮成粥,放入薺菜碎,調味即可。

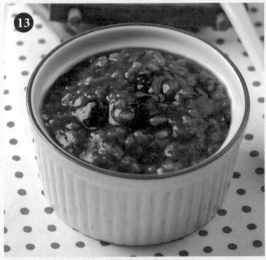

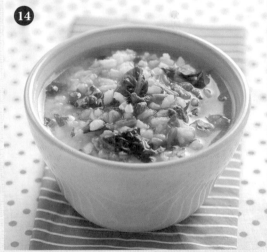

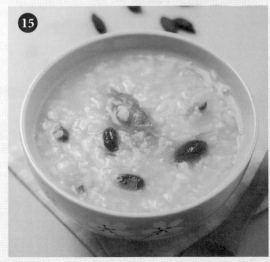

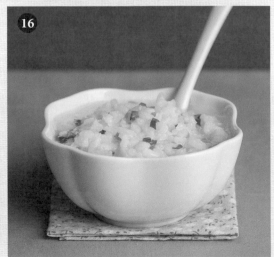

胃潰瘍

　　胃潰瘍多由胃酸分泌過多、感染幽門螺旋桿菌、胃黏膜屏障受損、精神情志不振及長期服用抗感染類藥物所引起的。其典型表現為饑餓不適、飽脹噯氣、泛酸或餐後定時的慢性中上腹疼痛，嚴重時可有黑便與嘔血。

宜

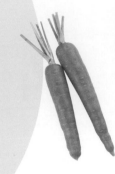

胡蘿蔔

胡蘿蔔是一種質脆味美、營養豐富的家常蔬菜。中醫認為它可以補中氣、健胃消食、壯元陽、安五臟，對治療消化不良等病症有很好的功效。胡蘿蔔中還含有類胡蘿蔔素、核酸物質等，能保護胃黏膜，增殖腸道益生菌，減輕氧自由基損傷。

鯽魚

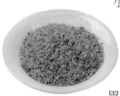

鯽魚有健脾利濕、和中開胃、活血通絡、溫中下氣之功效，對脾胃虛弱、水腫、潰瘍、氣管炎、哮喘、糖尿病有很好的滋補食療作用。鯽魚中硒元素豐富，可有效保護胃黏膜，預防消化系統病變。

小麥

小麥含有澱粉、蛋白質、糖類及鈣、磷、鐵、脂肪、維生素 B 群、維生素 E 等多種營養元素，有養心和血、健脾利尿的功效。經常食用小麥麵粉做成的食物，易於消化，還能強健脾胃，對胃潰瘍的治療尤其有益。

菠菜

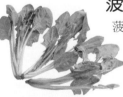

菠菜含鐵，有補血止血的功效，可改善貧血。菠菜還富含膳食纖維，能促進胃腸蠕動，幫助消化和吸收，減少便祕，降低大腸癌的發病率。

白菜

白菜富含膳食纖維、維生素 A、維生素 B1、維生素 B2 等營養元素，有通利胃腸、養胃生津，促進胃黏膜修復、治療潰瘍等作用。

番藷

番藷的糖分在胃中產生大量胃酸,增加胃
內壓力,對於胃潰瘍患者,會刺激潰
瘍面或胃黏膜,導致胃部不適。
而且番藷還不能與太甜的東西同
吃,因為番薯本身是甜的,如
果再加上甜食一起吃,會增加
胃食管逆流的可能性。

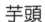

芋頭

芋頭內含有大量的澱粉,澱粉在體內
會轉化為葡萄糖,而葡萄糖又會
增加胃酸分泌,胃酸分泌過多會
加重腐蝕潰瘍面,導致胃潰瘍長
期不癒或導致胃穿孔。

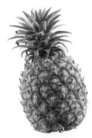

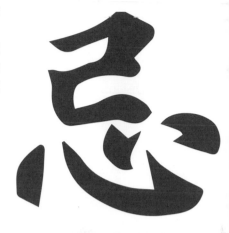

不宜吃得過飽,特別是
晚餐;睡前不要吃東西;忌
煙、酒和咖啡。
餐後不要立即躺平;睡
眠時應把床頭抬高,以減少
胃酸逆流的機會。

鳳梨

鳳梨是酸性水果,會刺激牙齦、口腔黏
膜、胃黏膜,胃潰瘍患者如果吃了鳳梨
可能會出現胃內反酸現象,多吃甚至還
會發生過敏反應。

橘子

胃潰瘍是由於胃酸和胃蛋白酶對黏膜自身消化所
形成的,而橘子本身是酸性水果,如果有胃潰瘍
還吃橘子的話,可能會造成胃潰瘍的惡化,嚴重
會導致胃穿孔。

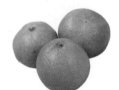

番茄

番茄酸性比較大,胃潰瘍患者吃番茄會
加重潰瘍,引起出血,甚至造成胃潰瘍
久治不癒,導致胃穿孔。

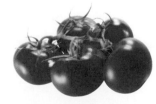

山楂

胃潰瘍、十二指腸潰瘍患者要禁吃山楂,因為這些
患者本身胃酸過多,如果再吃山楂,反而會加重病
情。此外,山楂裡的成分還容易與胃蛋白結合,形
成塊狀物或結石。

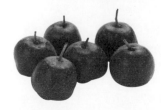

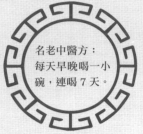

名老中醫方：
每天早晚喝一小
碗，連喝 7 天。

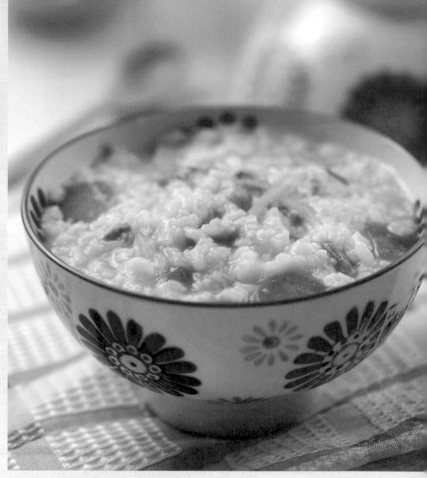

準備時間
10 分鐘
煮粥時間
30 分鐘
用餐人數
2 人

主料
鴨腿 1 只
胡蘿蔔 200 克
白米 100 克
配料
薑絲適量
料酒適量
鹽適量

胡蘿蔔
鴨腿粥

　　鴨肉具有滋陰養胃、清肺補血、利水消腫的功效。鴨肉中維生素 B 群和維生素 E 含量較多，鉀、鐵、銅、鋅等礦物質的含量也都非常豐富。胡蘿蔔入粥，能提供豐富的維生素 A，增強人體免疫力。這道粥能補血、清熱解毒。

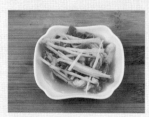

❶ 鴨腿洗乾淨，剔骨取肉，切成絲；然後用料酒、薑絲、鹽調味。

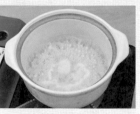

❷ 白米加足量的清水，煮成香滑的粥底。

此粥適合瘀血內結型的胃癌患者食用。

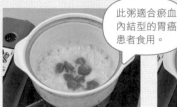

❸ 粥底加入胡蘿蔔塊，煮8 分鐘到再次沸騰。

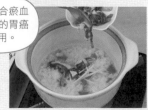

❹ 加入碼好味的鴨腿肉絲，煮 12 ～ 18 分鐘。

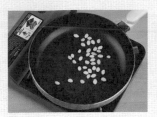

❶ 白扁豆洗淨，放入鍋中炒熟。

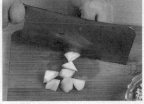

❷ 薏仁洗淨，浸泡 4 小時；山藥洗淨，去皮，切塊。

白扁豆、薏仁一定要煮爛。

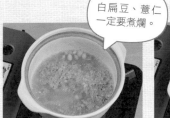

❸ 白扁豆、薏仁放入砂鍋中，加入適量清水，大火煮沸轉小火煲 1 小時。

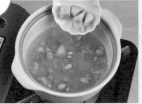

❹ 接著放入山藥煮熟，加鹽調味即可。

白扁豆山藥粥

　　扁豆的營養成分相當豐富，包括蛋白質、脂肪、糖類、鈣、磷、鐵及膳食纖維、維生素 A、維生素 B 群等。白扁豆健脾化濕；薏仁健脾祛濕、利水消腫；山藥健脾胃、益肺腎、補虛贏，此粥健脾益胃，提高免疫力。

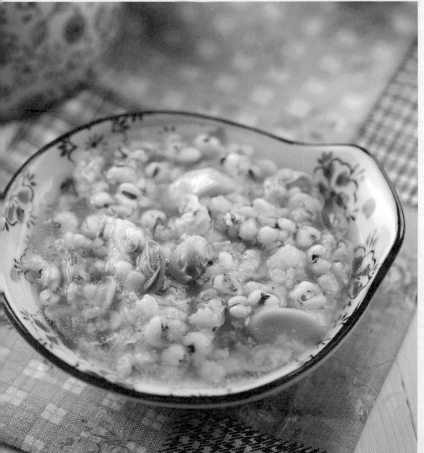

準備時間
4 小時
煮粥時間
1 小時
用餐人數
1 人

主料
白扁豆 30 克
薏仁 20 克
山藥 50 克
配料
鹽適量

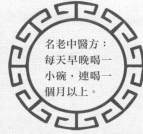

名老中醫方：每天早晚喝一小碗，連喝一個月以上。

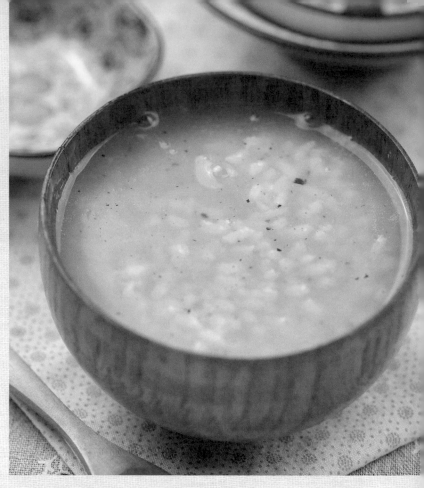

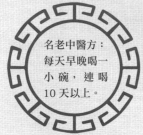

名老中醫方：
每天早晚喝一
小碗，連喝
10 天以上。

準備時間
30 分鐘
煮粥時間
20 分鐘
用餐人數
1 人

主料
砂仁 2 克
白米 50 克

砂仁粥

　　砂仁是一種中醫常用的芳香型藥材。砂仁性溫，味辛，歸脾、胃、腎經，具有化濕開胃，溫脾止瀉，理氣安胎的功效。能幫助胃潰瘍患者改善潰瘍狀況；砂仁還特別適合食慾缺乏、消化不良的兒童和孕婦食用。此粥可以健胃消食。

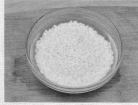

❶ 白米洗淨，浸泡 30 分鐘。

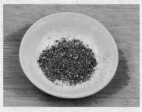

❷ 砂仁搗碎成末。

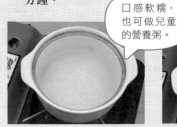

口感軟糯，也可做兒童的營養粥。

❸ 鍋置火上，放入白米和適量水，大火煮沸後改小火煮至白米軟爛。

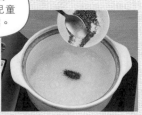

❹ 關火，加入搗成碎末的砂仁即可。

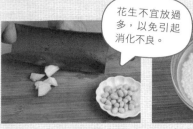

花生不宜放過多，以免引起消化不良。

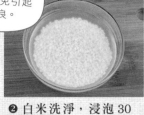

❶ 花生洗淨；山藥去皮洗淨，切滾刀塊。

❷ 白米洗淨，浸泡30分鐘。

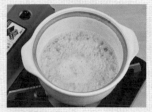

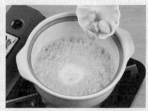

❸ 鍋置火上，放入花生、白米和適量清水，大火燒沸後改小火熬煮。

❹ 待粥煮至軟爛，倒入山藥，繼續熬煮10分鐘即可。

花生山藥粥

花生性平、味甘，入脾、肺經，有健脾和胃的功效。花生中的維生素 K 有止血的作用；花生紅衣的止血作用比花生更是高出 50 倍，對多種血性疾病都有良好的止血功效；每天吃幾顆花生可以緩解胃部的不適感。此粥可以健脾和胃。

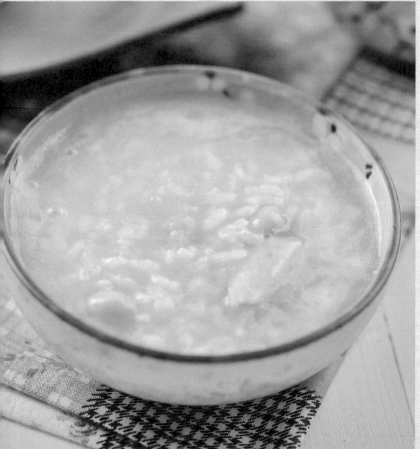

準備時間
30 分鐘
煮粥時間
30 分鐘
用餐人數
2 人

主料
山藥 1 根
白米 50 克
花生適量

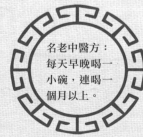

名老中醫方：每天早晚喝一小碗，連喝一個月以上。

胃潰瘍患者對症其他粥品

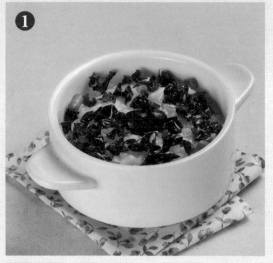

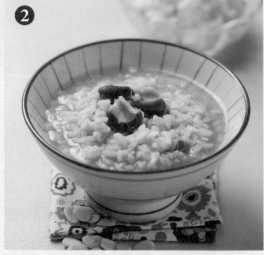

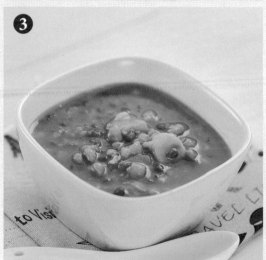

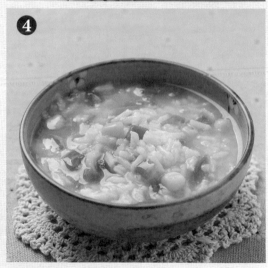

1 木耳紅棗粥

取木耳 40 克，紅棗 20 枚，白米 100 克，熬煮成粥即可。

2 桃仁豬肚粥

豬肚絲、白米、桃仁、香菇煮為稀粥，待熟時調味服食。

3 佛手扁豆薏仁粥

佛手水煎取汁，放入扁豆、薏仁、山藥及豬肚湯，煮為稀粥，略放鹽調味服食。

4 胡蘿蔔粥

胡蘿蔔切塊，燜炒待用；用 100 克白米加水煮粥，快熟時，加入熟玉米粒和炒好的胡蘿蔔同煮。

5 金針瘦肉粥

將白米和水熬煮成粥，放入肉末和金針段，煮至肉爛粥稠加蔥花點綴即成。

6 香菇玉米粥

玉米、香菇及白米一起煮成粥狀，趁微溫時服用。

7 芝麻花生粥

將花生加水煮開，再加入白米及芝麻一起煮成粥狀，趁微溫時服用。

8 鴨肉粥

把糯米洗乾淨以後放入鍋中，加水熬成粥。依次放入鴨肉、少許料酒、薑絲和鹽，煮至粥熟。

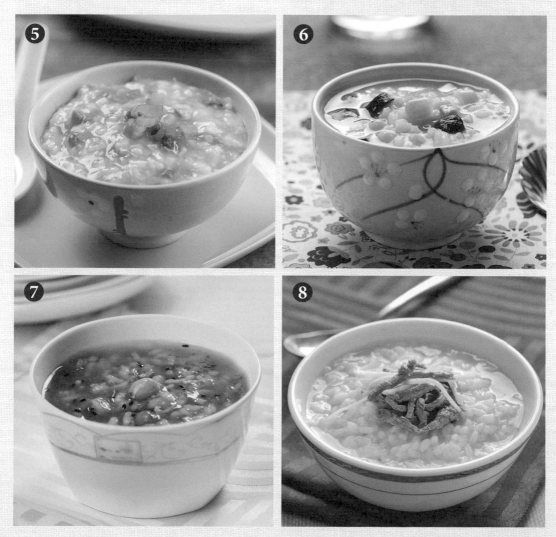

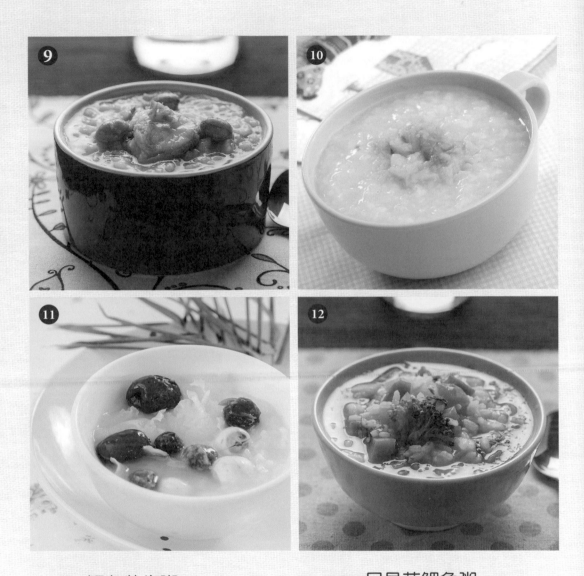

9　鱈魚花生粥
白米、花生和適量水熬煮成粥，再放進煎好的鱈魚塊煮約 10 分鐘，加鹽、蔥花調味即可。

11　桂圓蓮子銀耳紅棗粥
蓮子、桂圓肉、白米、紅棗、銀耳熬煮成粥，加白糖調味即可。

10　月見草鯉魚粥
月見草煎煮取湯，加白米熬煮成粥。然後加入適量鯉魚肉，待肉煮熟，加鹽調味即成。

12　田園蔬菜粥
白米和適量水熬煮成粥，放入綠花椰菜、胡蘿蔔、芹菜，略煮，加鹽調味，撒上香菜即可。

13 冰糖陳皮粥

白米熬煮成粥，加入陳皮絲熬煮一會，加冰糖調味即可。

14 杏仁菜粥

杏仁碎、白米和適量水熬煮成粥，放入豇豆，熬煮至熟爛，放入鹽、蔥花調味即可。

15 白蘿蔔粥

白米和適量高湯熬煮成粥，放入白蘿蔔絲，再煮 20 分鐘，至白蘿蔔絲軟爛，即可。

16 豆腐皮粥

白米加水煮至黏稠，放入豆腐皮絲略煮，加鹽調味即可。

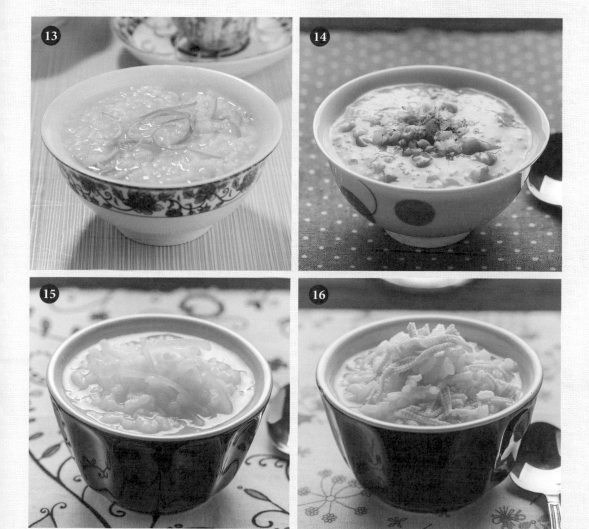

胃息肉

胃息肉是指起源於胃黏膜上皮細胞凸入胃內的隆起性病變，早期或無併發症時多無臨床症狀，一般都是在胃腸鋇餐造影、胃鏡檢查或因其他原因而手術時意外發現的。出現症狀時常表現為上腹隱痛、腹脹，少數可出現噁心、嘔吐。

宜

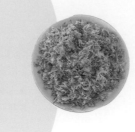

槐花

槐花具有清熱、涼血、止血的功效。槐花能增強微血管的抵抗力，減少血管通透性，可使脆性血管恢復彈性的功能，預防胃出血，特別適合胃息肉患者食用。

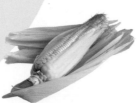

玉米

玉米味甘淡，性平和，含有大量的卵磷脂、亞油酸、穀物醇、維生素 E 等營養元素，可調中健脾。《本草綱目》中說它有「調中開胃」的功效。但是最好不要吃黏玉米。

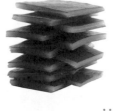

海帶

海帶含有大量的不飽和脂肪酸和食物纖維，能清除附著在血管壁上的膽固醇，調順胃腸，促進膽固醇的排泄。海帶還具有調節免疫、抗凝血、抗腫瘤、排鉛解毒和抗氧化等多種生物功能。

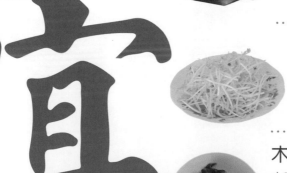

綠豆芽

綠豆芽容易消化，具有清熱解毒、利尿除濕的作用，適合濕熱郁滯、口乾口渴、小便赤熱、便祕、目赤腫痛等人群食用。

木耳

木耳中的膠質可把殘留在人體消化系統內的灰塵、雜質吸附集中起來排出體外，發揮清胃滌腸的作用。含有抗腫瘤活性物質，能增強身體免疫力，經常食用可防癌抗癌。

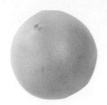

柚子

柚子酸甜涼潤，營養豐富，藥用價值很高，具有健胃、潤肺、補血、清腸等功效。有助於預防胃息肉、胃癌、腸癌等消化系統疾病。

大豆

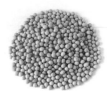

大豆中碳水化合物含量為 25% ～ 30%，有一半是膳食纖維，其中棉子糖和水蘇糖在腸道細菌作用下發酵產生氣體，可引起腹脹。因此，會加重腹脹的症狀。

綠豆

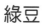

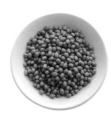

過量食用綠豆會導致胃寒及脾胃虛弱引起的慢性胃炎等消化系統疾病。因為綠豆中蛋白質含量比雞肉多，大分子蛋白質需要在酶的作用下，轉化為小分子肽、胺基酸才能被人體吸收。胃腸消化功能不好的人，很難在短時間內消化掉，容易導致腹瀉、腹痛、嘔吐等。胃息肉患者建議多吃溫熱流食，不宜吃過於寒涼的食物。

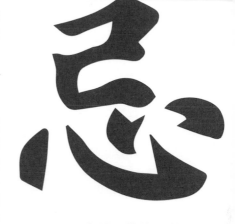

忌油膩、煎炸、燒烤的食物，以防刺激息肉惡變。忌吃生冷、辛辣、刺激性食物。忌吃粗糙，高纖維的食物。

番藷

番藷含有豐富的膳食纖維，能加快消化道蠕動，有助於排便，清理消化道，縮短食物中有毒物質在腸道內的滯留時間，減少因便祕而引起的人體自身中毒，預防腸道癌。但是番藷的含糖量較高，會刺激胃酸的分泌，加重潰瘍狀況。

檸檬

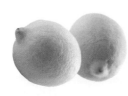

檸檬含有豐富的菸鹼酸和有機酸，會刺激胃腸黏膜，引起胃潰瘍、胃炎等，而且檸檬本身的酸度也很強，胃潰瘍患者食用檸檬，會導致潰瘍面積擴大，加重病情。

四季豆

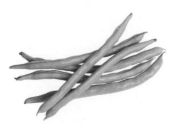

四季豆的營養豐富，但是四季豆在消化吸收的過程中會產生過多的氣體，容易造成腹脹，不利於慢性胃炎患者的病情；四季豆的籽粒中含有一種毒蛋白，生吃或夾生吃都會導致腹瀉、嘔吐的現象，因而會加重胃炎的病情。

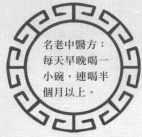

名老中醫方：
每天早晚喝一
小碗，連喝半
個月以上。

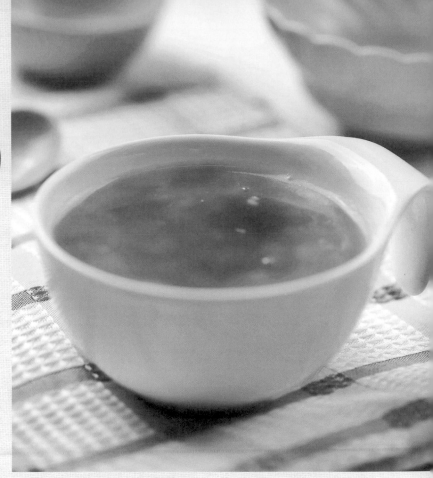

準備時間
120 分鐘
煮粥時間
30 分鐘
用餐人數
1 人

主料
槐花 10 克
糯米 30 克
白米 30 克
配料
紅糖適量

槐花粥

　　槐花味苦、性微
寒，能清熱瀉火、涼血
止血，主治胃息肉、痔
血、咯血等出血性疾
病。槐花含蘆丁，蘆丁
能改善微血管的功能，
保持微血管正常的抵抗
力，少量槐花製成粥膳
對寒性體質的人有影
響，而溫和的糯米剛好
可以平衡槐花的微寒。

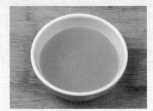

❶ 槐花洗淨，在水中煎
煮，去渣取汁。

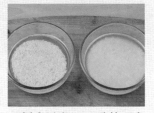

❷ 糯米浸泡 120 分鐘，白
米浸泡 30 分鐘。

槐花性微寒，
請適量加入。

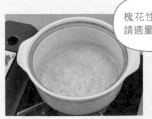

❸ 鍋置火上，放入糯米、
白米和適量水，大火燒
沸後改小火，熬煮成粥。

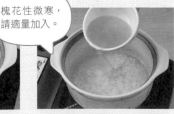

❹ 待粥煮熟時，放入槐花
汁，略煮片刻，放入紅
糖調味即可。

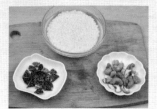
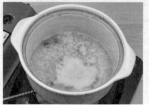

❶ 無花果乾洗淨，切小塊；
腰果洗淨；白米洗淨，
浸泡 30 分鐘。

❷ 鍋置火上，放入白米和
適量水，大火燒沸，放入
無花果乾，小火熬煮。

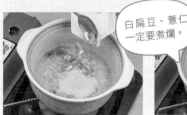
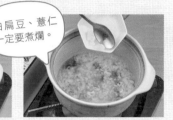

白扁豆、薏仁
一定要煮爛。

❸ 待粥煮熟時，放入腰果，
小火繼續熬煮至熟爛。

❹ 放入冰糖，攪拌均勻，
關火即可。

無花果粥

無花果具有健胃清腸、消腫解毒的功效。主治食慾缺乏，脘腹脹痛，痔瘡便祕，消化不良等病症；腰果是世界四大著名堅果之一，二者結合，能夠改善熱性體質痔瘡患者的病情。此粥可以軟化血管、潤腸通便。

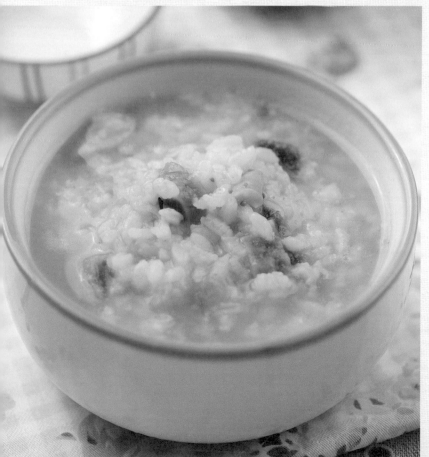

準備時間
30 分鐘
煮粥時間
40 分鐘
用餐人數
2 人

主料
無花果乾 30 克
腰果 30 克
白米 80 克
配料
冰糖適量

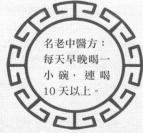

名老中醫方：
每天早晚喝一
小碗，連喝
10 天以上。

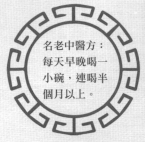

名老中醫方：
每天早晚喝一
小碗，連喝半
個月以上。

準備時間
30 分鐘
煮粥時間
30 分鐘
用餐人數
2 人

主料
蓮藕 120 克
白茅根 80 克
白米 130 克
配料
冰糖適量

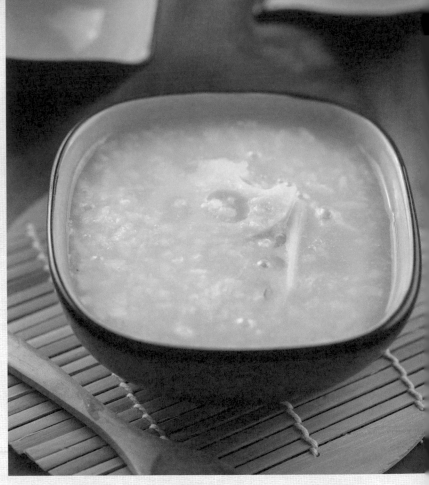

白茅根
蓮藕粥

　　蓮藕能止血散瘀，蓮藕含有鞣質，有一定健脾止瀉的作用，能增進食慾，有益於胃納不佳、食慾缺乏者恢復健康。白茅根能清脾胃、生津涼血，二者結合，能夠行氣活血、化瘀滋陰、疏肝健脾，緩解胃息肉。此粥具有止血散瘀、行氣活血的功效。

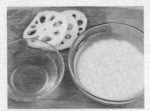

❶ 蓮藕切片；白米洗淨，浸泡 30 分鐘；白茅根切小段，煎煮取汁。

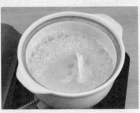

❷ 另取一鍋，放入白米和適量水，大火燒沸後改小火，放入蓮藕。

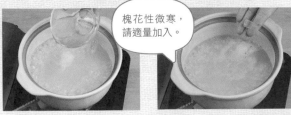

槐花性微寒，請適量加入。

❸ 待粥煮熟時，放入白茅根汁，略煮片刻。

❹ 放入冰糖，攪拌均勻即可。

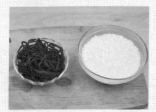

❶ 米洗淨浸泡 30 分鐘，海帶絲洗淨。

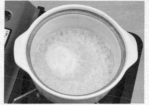

❷ 白米和適量水放入砂鍋中，大火燒沸後改小火熬煮。

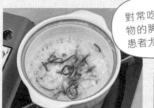

❸ 待粥煮至八成熟時，放入海帶絲。

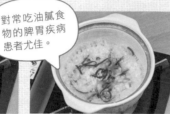

❹ 待海帶絲煮熟時，加鹽、蔥花調味即可。

> 對常吃油膩食物的脾胃疾病患者尤佳。

海帶米粥

　　海帶能軟堅散結、消痰利水，並含有大量的不飽和脂肪酸和食物纖維，能清除附著在血管壁上的膽固醇，調順胃腸，促進膽固醇的排泄。海帶還具有調節免疫、抗凝血、抗腫瘤、排鉛解毒和抗氧化等多種生物功能。

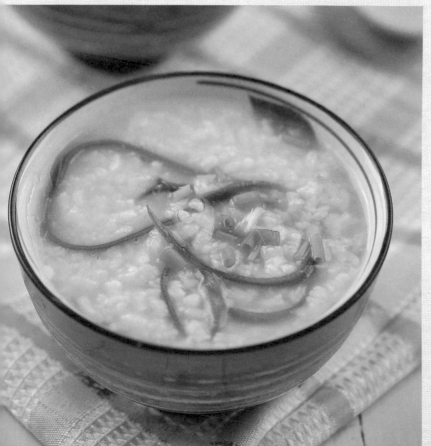

準備時間
30 分鐘
煮粥時間
30 分鐘
用餐人數
2 人

主料
海帶絲 50 克
白米 80 克
配料
蔥花適量
鹽適量

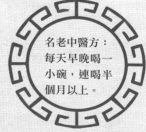

名老中醫方：每天早晚喝一小碗，連喝半個月以上。

胃息肉對症其他粥品

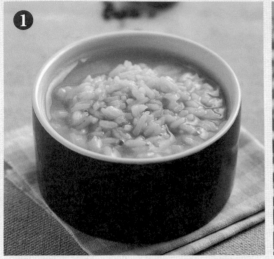

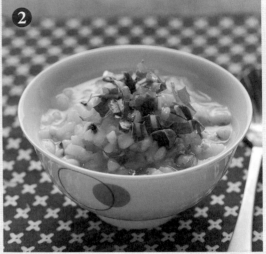

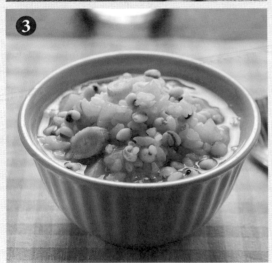

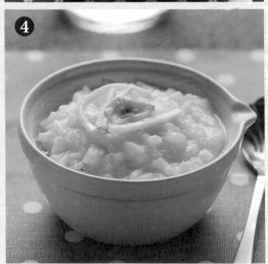

1 青梅決明子粥
青梅、決明子、白米和適量水，熬煮成粥即可。

2 薺菜薏仁粥
薏仁、白米和適量水，熬煮成粥，放入薺菜碎，加鹽調味，淋上香油即可。

3 黃芪山藥粥
黃芪熬煮取汁。在黃芪汁中放入薏仁、白米，熬煮成粥，放入山藥，煮至熟爛時即可。

4 蝦皮絲瓜粥
白米加適量水煮至八成熟，放入絲瓜、蝦皮煮至熟爛。

5 胡蘿蔔糙米粥

糙米熬至黏稠時，加入煸炒的胡蘿蔔丁，煮熟加鹽調味。

6 芹菜粥

芹菜榨汁。白米熬煮成粥，倒入芹菜汁，煮至黏稠。

7 百合荸薺粥

糯米、白米和適量水熬煮至粥熟。放入荸薺、百合和枸杞，放入冰糖略煮即可。

8 補中益氣粥

將黨參、黃芪、白朮各15克，升麻、當歸各6克，柴胡、陳皮各3克煎煮取汁。加小米熬煮成粥即成。

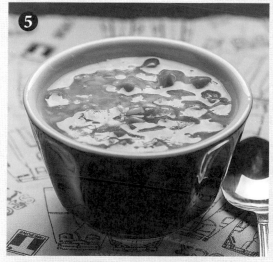

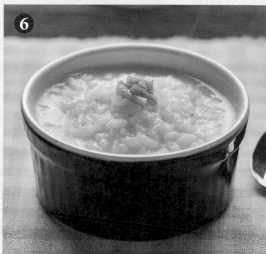

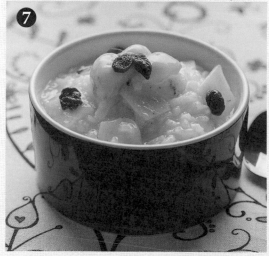

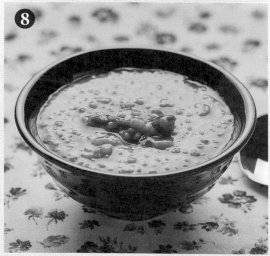

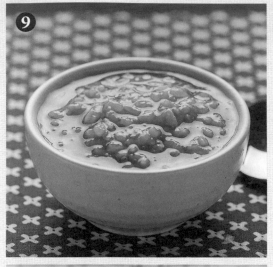

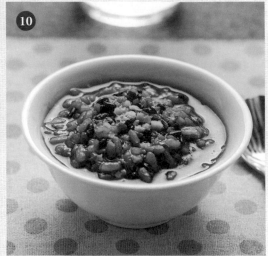

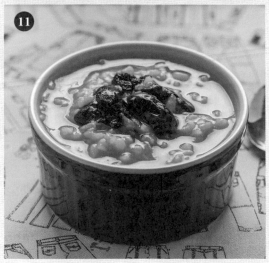

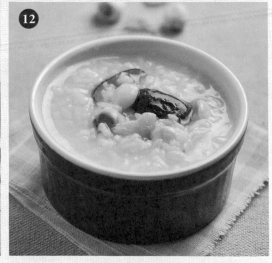

9 阿膠糯米粥

糯米和適量水，熬煮成粥，放入融化的阿膠，熟爛時，放入紅糖，攪拌均勻即可。

10 核桃紫米粥

紫米加水熬煮成粥，放入葡萄乾、核桃仁、冰糖，略煮。

11 何首烏紅棗粥

何首烏煎煮取汁；白米加水，熬煮成粥，黏稠時加入何首烏汁和紅棗、紅糖略煮即可。

12 百合蓮子紅棗粥

百合、蓮子、紅棗、白米放入砂鍋中，熬煮至粥熟爛。

13 紫四季豆腐粥

大麥加水，熬煮成粥，放入豆腐塊、乾紫菜，略煮片刻即可。

14 玫瑰香粥

白米100克和適量水，熬煮成粥，放入玫瑰花和冰糖，晾涼後放入蜂蜜即可。

15 益母草白米粥

益母草去渣取汁。藥汁中放入白米熬煮至粥黏稠時，放入紅糖，攪拌均勻即可。

16 綠花椰菜魚片粥

魚片翻炒至金黃色。白米熬煮成粥，放入綠花椰菜、魚片，加鹽調味，略煮片刻。

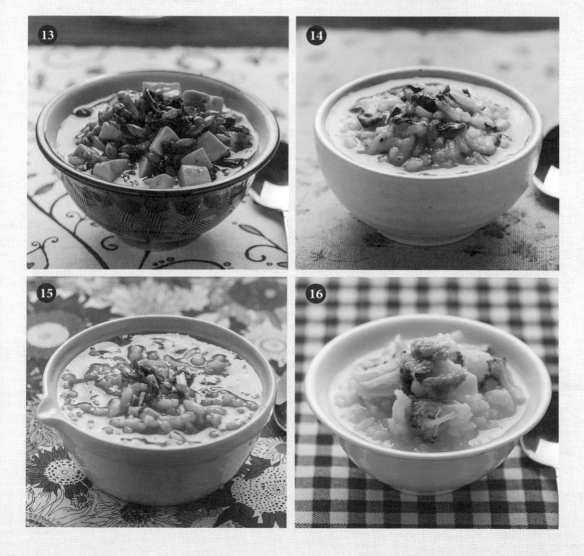

胃癌

胃癌是源自胃黏膜上皮的惡性腫瘤，排在全部惡性腫瘤的第 3 位，消化道惡性腫瘤的首位，佔胃惡性腫瘤的 95%。早期胃癌多無症狀或僅有輕微症狀。當臨床症狀明顯時，病變多已屬晚期。因此，要十分警惕胃癌的早期症狀，以免延誤診治。

宜

木耳

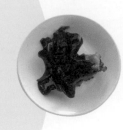

木耳中的膠質可把殘留在人體消化系統內的灰塵、雜質吸附集中起來排出體外，從而起到清胃滌腸的作用。木耳含有抗腫瘤活性物質，能增強機體免疫力，經常食用可防癌抗癌。

茯苓

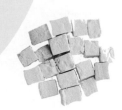

茯苓所含的多糖體能增強淋巴 T 細胞的細胞毒性作用，即增強細胞免疫反應，從而增強機體免疫功能，有明顯的抗腫瘤作用。因此，茯苓可用於抗癌、抗腫瘤，治療胃癌。

口蘑

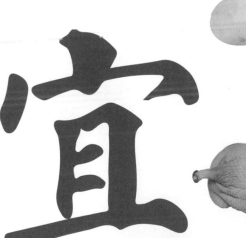

是一種具有高蛋白、低脂肪、多糖、多種胺基酸和多種維生素的菌類食物。具有提高身體免疫功能、延緩衰老、抗癌防癌、降血壓、降血脂、降膽固醇等功能。

鴨肉

鴨肉中的蛋白質含量豐富，且易於被人體消化吸收，可有效改善營養不良、脾胃虛弱等症。鴨肉中的脂肪酸熔點低，易於消化。所含維生素 B 群和維生素 E 較其他肉類多，能有效抵抗腳氣病、神經炎和多種炎症，還能抗衰老。

薏仁

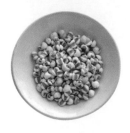

薏仁富含優質的蛋白質，具有利水、健脾益胃、促進消化的功效。薏仁的治病成分薏苡仁酯，不僅具有滋補作用，而且還是一種抗癌劑，能抑制艾氏腹水癌細胞，可用於胃癌及子宮頸癌。

臘肉

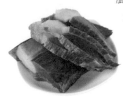

臘肉在製作的過程中，肉中的很多維生素和微量元素都已喪失，如維生素 B1、維生素 B2、菸鹼酸、維生素 C 等，這樣營養失衡的食物對於需要營養支持的胃癌患者並不適宜，而且臘肉的脂肪、膽固醇、鹽含量都極高，對身體不利。

肥肉

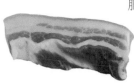

肥肉含有很多脂肪，脂肪不容易消化，而且有潤滑腸道的作用，因此食用肥肉會增加胃腸道的消化負擔。而且高脂肪膳食會促進腸道腫瘤的發生，故結腸癌、直腸癌患者不宜吃肥肉。

蝦

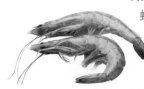

蝦殼含有豐富的鈣，且其含有的蝦青素有一定的抗腫瘤作用，但是蝦性溫，多食可助熱，對於濕熱下注型的胃腸癌患者來說，應少吃。

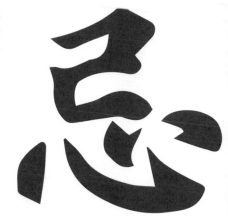

忌食辛香走竄的食品，如香菜、孜然、胡椒、辣椒、蔥、芥末、蒜等。

忌食肥膩生痰食品，如肥肉、肥雞、肥鴨、各種甜食、奶油、奶酪等。

螃蟹

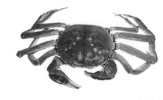

螃蟹性寒，多食容易導致腹瀉、腹痛，而且結腸癌患者胃腸功能較差，食用後更容易引起不適，增加患者的痛苦，加重病情。

皮蛋

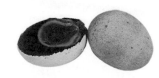

皮蛋是用石灰、鹽、氧化鋁等包裹鴨蛋醃製而成，含鉛，經常食用會引起中毒，因此身體虛弱的胃癌患者不宜食用；皮蛋容易受沙門氏桿菌感染，食用後沙門氏桿菌會在腸內引發炎症，產生毒素，加重胃癌患者的病情。

辣椒

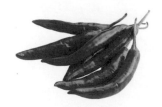

高濃度辣椒素會抑制免疫細胞的功能，加大患癌風險。並且辣椒屬於強刺激性的食物，會直接傷害胃黏膜，刺激胃壁細胞，不利於癌症的控制和治療。

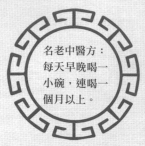

名老中醫方：
每天早晚喝一
小碗，連喝一
個月以上。

準備時間
2 小時
煮粥時間
30 分鐘
用餐人數
2 人

主料	配料
芹菜 50 克	鹽適量
燒鴨肉 50 克	蔥末適量
鹹蛋黃 1 個	薑絲適量
糯米 100 克	

芹菜鴨肉粥

　　芹菜富含蛋白質、碳水化合物、胡蘿蔔素、維生素 B 群、鈣、磷、鐵、鈉等，同時，具有清胃滌痰、祛風理氣、利口齒爽咽喉和降壓等功效。芹菜和鴨肉都屬於寒涼性食物，利於清熱去火。加上鹹蛋黃的粥品，新鮮搭配讓人食慾倍增。

脾胃虛寒者
不宜多食。

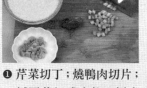

❶ 芹菜切丁；燒鴨肉切片；鹹蛋黃切成小粒；糯米浸泡 2 小時。

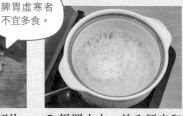

❷ 鍋置火上，放入糯米和適量水，大火煮沸後改小火。

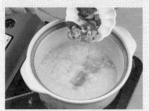

❸ 放入燒鴨肉、鹹蛋黃粒、薑絲、芹菜，煮熟。

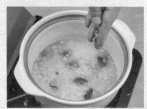

❹ 加鹽調味，出鍋時撒蔥末即可。

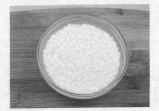

❶ 先將白米淘洗乾淨，再用冷水浸泡 30 分鐘。

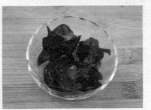

❷ 木耳用溫水發透，去蒂，撕成瓣。

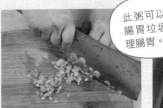

此粥可以清理腸胃垃圾，調理腸胃。

❸ 芹菜洗淨，切碎。

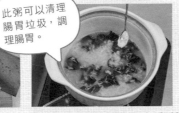

❹ 鍋中放水，放入白米燒沸，加入芹菜、木耳，小火熬煮成粥，加鹽調味。

木耳芹菜粥

木耳中的膠質可把殘留在人體消化系統內的灰塵、雜質吸附集中起來排出體外發揮清胃滌腸的作用。木耳含有抗腫瘤活性物質。本品可增強身體免疫力，經常食用可防癌、抗癌。

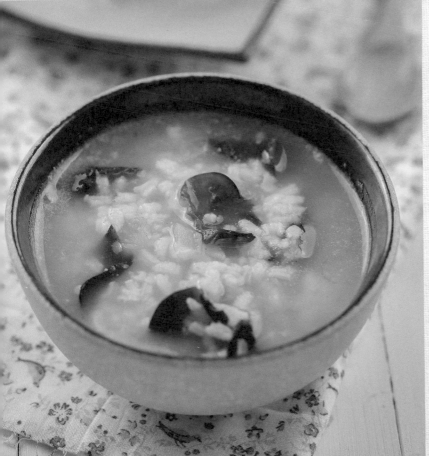

準備時間
30 分鐘
煮粥時間
20 分鐘
用餐人數
2 人

主料
白米 100 克
芹菜 50 克
乾木耳 20 克
配料
鹽適量

名老中醫方：
每天早晚喝一小碗，連喝半個月以上。

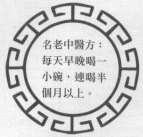

名老中醫方：
每天早晚喝一
小碗，連喝半
個月以上。

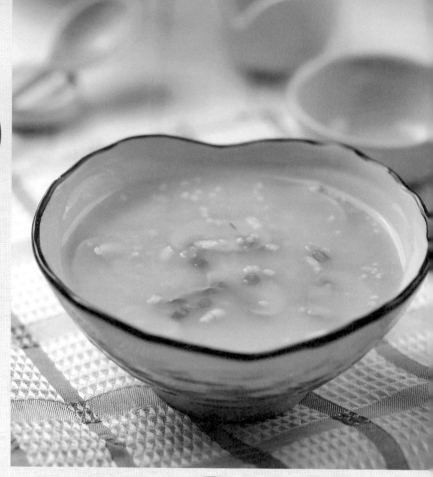

準備時間
15 分鐘
煮粥時間
20 分鐘
用餐人數
2 人

主料
口蘑 50 克
小米 60 克
白米 60 克
配料
蔥花滴量
鹽適量

口蘑小米粥

　　口蘑含有大量植物纖維，具有防止便祕，促進排毒、預防胃癌、降低膽固醇含量的作用，還能夠防止過氧化物損害身體，治療因缺硒引起的血壓上升和血黏稠度增加，調節甲狀腺，提高免疫力。此款粥可以健脾養胃、理氣解表。

優質口蘑根
部帶泥土、菌
蓋沒有散開。

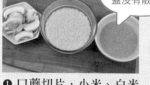

❶ 口蘑切片，小米、白米洗淨。

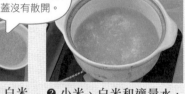

❷ 小米、白米和適量水，大火燒沸後改小火，熬煮成粥。

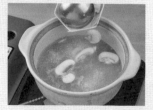

❸ 待粥煮熟時，放入口蘑片，略煮片刻即可。

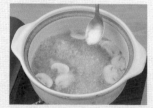

❹ 口蘑煮熟後加鹽調味，撒上蔥花即可。

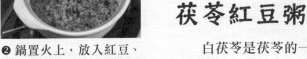

放白米能促進腸胃蠕動，減少腸胃負擔。

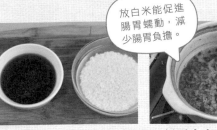

❶ 紅豆、白米分別洗淨，紅豆浸泡 6 小時，白米浸泡 30 分鐘。

❷ 鍋置火上，放入紅豆、白米和適量水，大火燒沸後改小火，熬煮成粥。

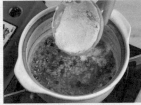

❸ 白茯苓粉加適量涼開水攪成稀糊狀。

❹ 待紅豆熟爛後，放入白茯苓糊，攪拌均勻，小火煮熟即可。

茯苓紅豆粥

　　白茯苓是茯苓的一種，味甘性平，茯苓所含的多糖體能增強淋巴 T 細胞的細胞毒性作用，即增強細胞免疫反應，從而增強身體免疫功能，有明顯的抗腫瘤作用。因此，茯苓可用於抗癌、抗腫瘤，治療胃癌。紅豆健脾止瀉、利水消腫。

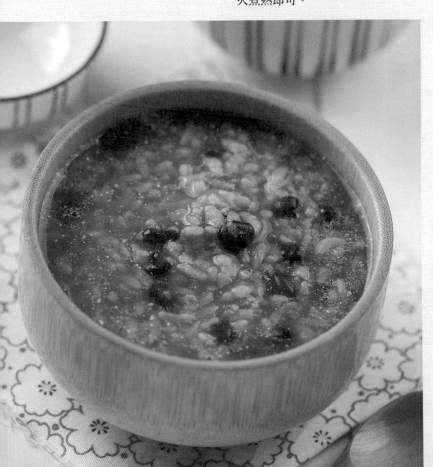

準備時間
6 小時
煮粥時間
40 分鐘
用餐人數
2 人

主料
白茯苓粉 20 克
紅豆 50 克
白米 50 克

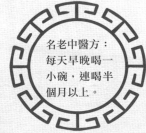

名老中醫方：每天早晚喝一小碗，連喝半個月以上。

胃癌對症其他粥品

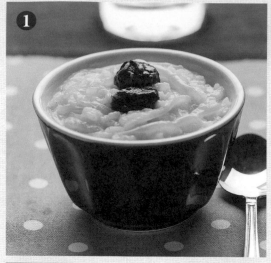

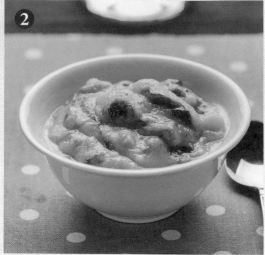

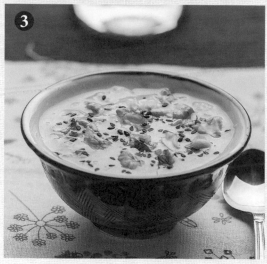

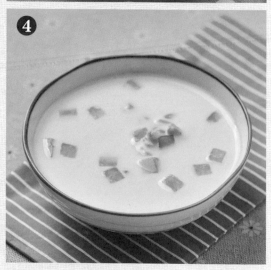

1 苦瓜烏梅粥

白米熬煮成粥，放入烏梅。待熟時，放入苦瓜絲，略煮片刻。

2 莧菜玉米粥

鍋中放水，燒沸後放入玉米糊。煮至熟爛，放入莧菜，熬煮5分鐘，加鹽即可。

3 黑芝麻核桃粥

白米和適量水，熬煮成粥。待熟後放入核桃仁和黑芝麻，小火將粥煮至黏稠即可。

4 牛奶燕麥木瓜粥

燕麥、牛奶和適量水，熬煮成粥，加入木瓜丁稍煮片刻即可。

5 木耳粥

白米和適量水熬煮成粥，放入木耳再熬煮 30 分鐘即可。

6 淡菜瘦肉粥

淡菜肉、白米、茯苓、薑片和豬瘦肉放入砂鍋中，熬煮成粥，加鹽調味即可。

7 牛蒡粥

白米和適量水熬煮成粥，放入牛蒡和豬瘦肉，煮至黏稠時，加鹽調味即可。

8 番諸百合粥

番藷、青豆、百合、白米加適量水，熬煮成粥，放入冰糖。

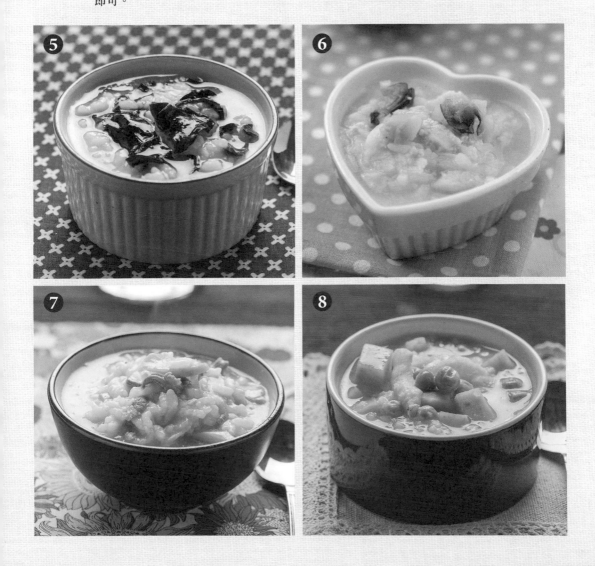

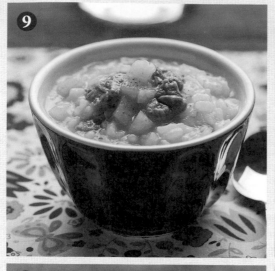

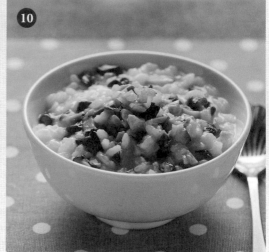

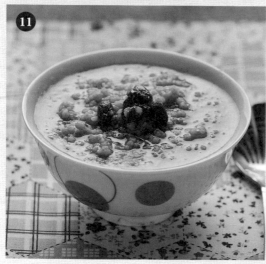

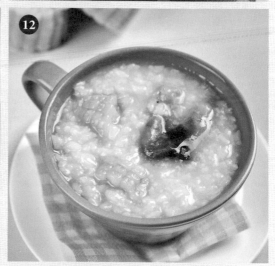

9 雪梨豬肺粥

豬肺、白米和適量水熬煮成粥，待粥熟時，放入雪梨塊，略煮片刻調味即可。

10 香菇瘦肉粥

白米和適量水，熬煮成粥放入豬瘦肉和鮮香菇，再次煮熟，加鹽調味，撒上蔥花點綴即可。

11 豬肝綠豆粥

白米、綠豆加水，熬煮成粥，放入豬肝片、枸杞，煮熟即可。

12 羊蹄玉米粥

羊蹄煲3小時。加入玉米、山藥、白米熬煮成粥，加鹽調味即可。

13 荷葉蓮子粥

荷葉煎煮取汁,加入白米,煮至半熟,放入蓮子、枸杞,粥煮至熟爛時,放入冰糖略煮片刻即可。

14 紅棗蓮子粥

蓮子、糯米、紅棗熬煮成粥,加入適量冰糖即可。

15 山藥糙米粥

將山藥、糙米加枸杞,加入適量清水,熬煮成粥即成。

16 紅棗蘋果粥

白米加適量水煮粥,粥成後放入紅棗。煮沸後再放入蘋果、白糖,再次煮熟即可。

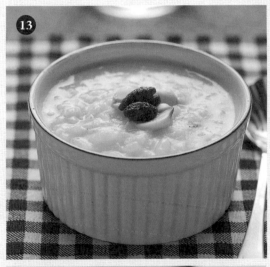

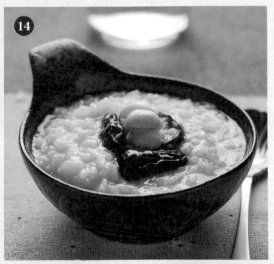

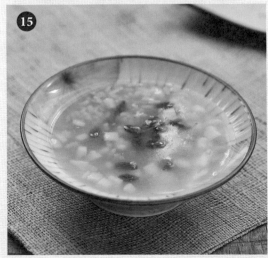

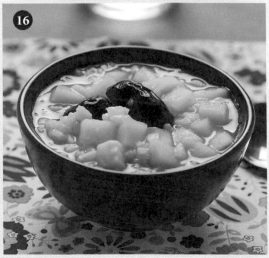

逆流性食道炎

　　逆流性食道炎是胃食道逆流症的典型表現之一，臨床表現多為吞嚥疼痛、胸骨後痛、燒灼感、咳嗽、氣喘、咽喉炎以及牙酸蝕症等。內鏡檢查是診斷該病的主要方法，內鏡下可見到食管下段充血、糜爛、潰瘍形成。

生薑

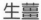

生薑味辛、性溫。歸肺、脾、胃經。具有解表散寒、溫中健胃止嘔、化痰止咳的功效。生薑含有薑醇等揮發油，對胃酸、胃液的分泌有雙向調節作用，可增進食慾，促使腸道蠕動，消除腸脹氣。

牛奶

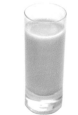

牛奶中含有豐富的蛋白質，食物蛋白質可刺激胃酸分泌，刺激胃泌素的分泌，胃泌素可使食管下端括約肌張力增加，抑制胃食道逆流。

豬肚

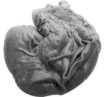

豬肚是滋補脾胃的重要食材，富含蛋白質、脂肪、碳水化合物、維生素及鈣、磷、鐵等礦物質，具有補虛損、健脾胃的功效，適合氣血虛損、身體瘦弱者食用。

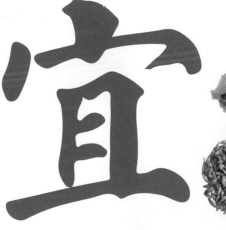

蘿蔔纓

蘿蔔纓具有理氣消食的功效。對於呃逆、噯氣、飲食積滯、胸脅脹滿，以及胸骨後燒灼悶痛和咽喉部有異物感等均有療效。

麥芽

麥芽為禾本科植物大麥的成熟果實經發芽乾燥的炮製加工品。有行氣消食、健脾開胃的功效。用於食積不消、脘腹脹痛等病症。

蘋果

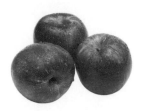

蘋果是普通的最常見的水果。含有蘋果酸、奎寧酸、檸檬酸、酒石酸、單寧酸、果膠、纖維素、維生素 B 群、維生素 C 及微量元素等。蘋果性平，能補心潤肺、生津解毒、益氣和胃。

番藷

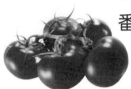

番藷含有豐富的膳食纖維，能加快消化道蠕動，有助於排便，清理消化道，縮短食物中有毒物質在腸道內的滯留時間，但是番藷的含糖量較高，會刺激胃酸的分泌。

番茄

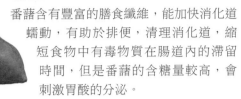

番茄中所含的蘋果酸、檸檬酸等有機酸，能促使胃液分泌，增加逆流性。

洋蔥

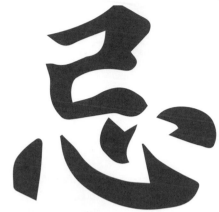

洋蔥辛溫，味道辛辣，可刺激胃的腺體，使胃酸分泌過多，從而加重病情；洋蔥在消化的過程中容易產生過量的氣體，會導致腹脹，使腹內壓力增加，增加食物的逆流可能。

忌高脂飲食，戒菸、戒酒，尤其不宜飲烈性酒。

忌食咖啡、巧克力、檸檬及柑橘類水果、番茄、胡椒粉等。

韭菜

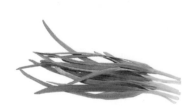

韭菜味辛，性溫，多吃容易上火且不易消化，而且韭菜中含有的硫化物具有較強的刺激性，食用後會刺激胃腺體分泌胃液，加重逆流性食道炎的病情。

山楂

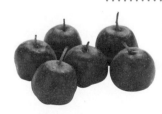

山楂助消化只是促進消化液分泌，並不是通過健脾胃的功能來消化食物的，所以平素脾胃虛弱者、胃酸過多者不宜食用。

肥肉

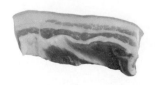

脂肪能夠刺激膽囊收縮素的分泌，引起食道下端括約肌張力降低，促使胃食道逆流，同時使胃、十二指腸壓力差顛倒，造成十二指腸內容物逆流入胃，攝取過多脂肪還會延緩胃的排空，增加上腹部不適感，使胃膨脹。

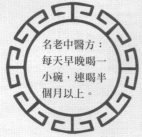

名老中醫方：每天早晚喝一小碗，連喝半個月以上。

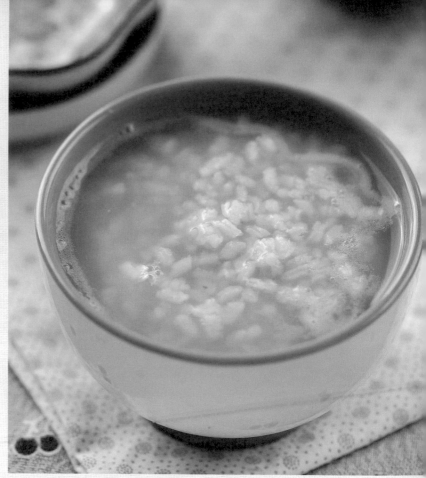

準備時間
30 分鐘
煮粥時間
20 分鐘
用餐人數
2 人

主料
高良薑 5 克
白米 100 克
配料
冰糖適量

高良薑粥

　　高良薑味辛、性大溫，能溫中散寒、理氣止痛，主治脘腹冷痛、嘔吐呃逆、洩瀉痢疾等症。對於常飲酒的男性來說，此粥能夠緩解脾虛泛惡吐水、食積、酒醉嘔吐等症。此粥可以溫中散寒、健脾和胃。

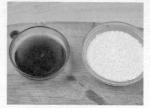

❶ 高良薑放入鍋中，加水煎煮，去渣取汁；白米浸泡 30 分鐘。

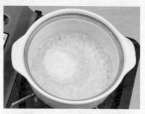

❷ 鍋置火上，放入白米和適量水，大火燒沸後改小火，熬煮成粥。

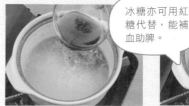

❸ 待粥煮熟時，放入高良薑汁。

冰糖亦可用紅糖代替，能補血助脾。

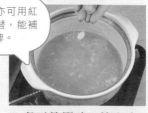

❹ 煮至熟爛時，放入冰糖，攪拌均勻即可

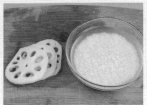

❶ 蓮藕去皮，洗淨，切成片；白米洗淨，浸泡30分鐘。

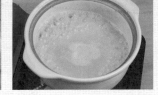

❷ 鍋置火上，放入白米和適量水，大火燒沸。

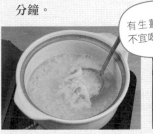

❸ 然後放入蓮藕，再次燒沸後改小火，熬煮40分鐘。

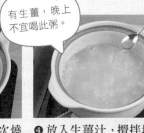

有生薑，晚上不宜喝此粥。

❹ 放入生薑汁，攪拌均勻，關火即可。

薑汁鮮藕粥

　　生薑含有薑醇等揮發油，對胃酸、胃液的分泌有調節作用，還能擴張血管、促進血液循環，可以驅除體內寒氣，對風寒感冒有很好的療效，蓮藕味甘，熟用性微溫。有補益脾胃，止瀉之功效。用於脾胃虛弱，食慾缺乏，嘔吐反胃，腹瀉等。

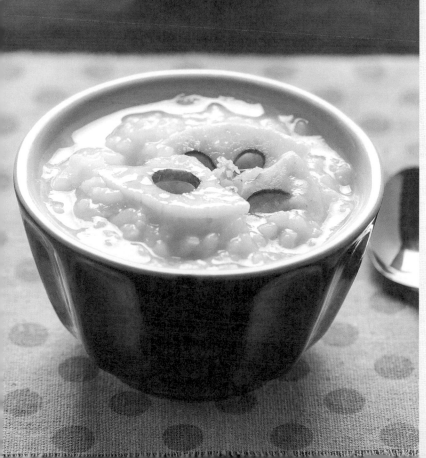

準備時間
30 分鐘
煮粥時間
50 分鐘
用餐人數
2 人

主料
蓮藕 100 克
生薑汁 15 克
白米 100 克

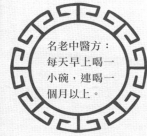

名老中醫方：每天早上喝一小碗，連喝一個月以上。

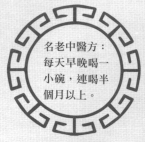

名老中醫方：
每天早晚喝一
小碗，連喝半
個月以上。

準備時間
15 分鐘
煮粥時間
60 分鐘
用餐人數
4～6 人

主料
豬肚 1 個
黃芪 150 克
黨參 150 克
白米 200 克
配料
鹽適量

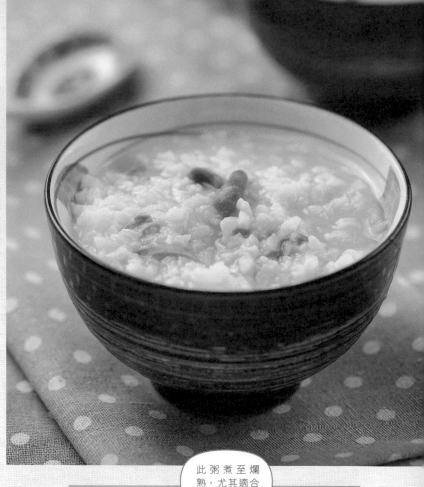

參芪豬肚粥

　　黃芪味甘、性溫，為補氣主藥，能降低胃酸及胃分泌，保護胃黏膜。黨參性味甘、平，有補中益氣、健脾益肺功效。豬肚養胃、補胃、治胃，與參芪配伍，借其補氣扶正之力，對於胃及食管炎症、消化不良、燒灼痛者有效。

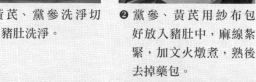

此粥煮至爛熟，尤其適合消化不良者。

❶ 將黃芪、黨參洗淨切片，豬肚洗淨。

❷ 黨參、黃芪用紗布包好放入豬肚中，麻線紮緊，加文火燉煮，熟後去掉藥包。

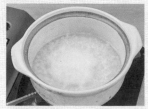

❸ 豬肚切成細絲，取湯和白米熬煮成粥。

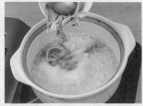

❹ 將豬肚絲放入粥中熬煮片刻，加適量鹽調味即成。

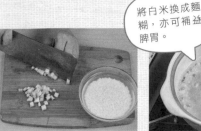

將白米換成麵糊，亦可補益脾胃。

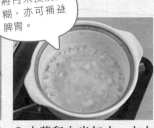

❶ 將山藥切成丁狀，白米洗淨，浸泡 30 分鐘。

❷ 山藥和白米加水，小火熬煮成粥。

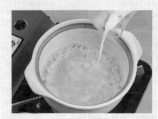

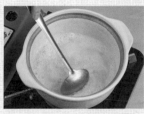

❸ 待粥熟爛後加入牛奶攪勻。

❹ 再次將粥熬煮至黏稠即可。

牛奶山藥粥

　　牛奶味甘、性平，補虛損、益肺胃、生津潤腸，刺激胃泌素的分泌，胃泌素可使食管下端括約肌張力增加，抑制胃食道逆流。山藥益肺、健脾、補腎。研究表明，山藥能促進胃的功能，有助於消化食物。

準備時間
30 分鐘
煮粥時間
60 分鐘
用餐人數
2 人

主料
牛奶 250 毫升
山藥 30 克
白米 30 克

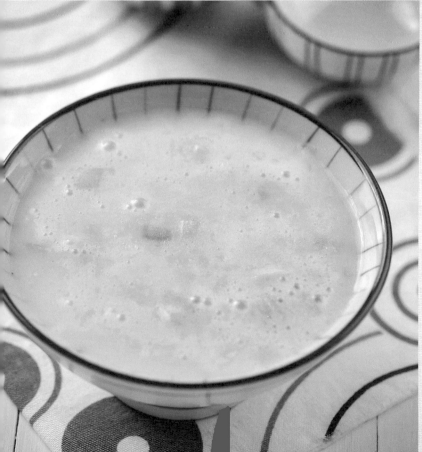

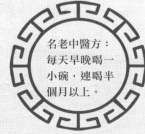

名老中醫方：每天早晚喝一小碗，連喝半個月以上。

逆流性食道炎對症其他粥品

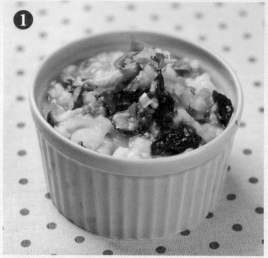

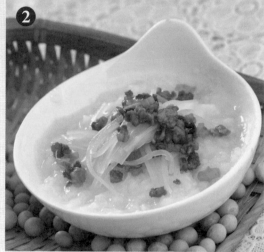

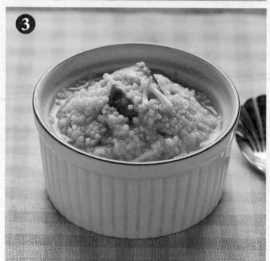

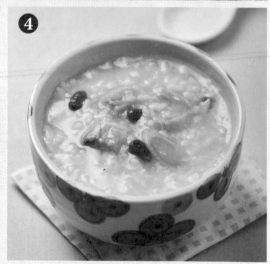

1 香菇木耳瘦肉粥

白米和適量水熬煮成粥，放入木耳、豬瘦肉和鮮香菇，再次煮沸後加鹽、蔥花即可。

2 萵苣豬肉粥

白米煮粥。放入煸炒的豬瘦肉丁，加入萵苣絲，熬煮至黏稠時，調味即可。

3 三菇小米粥

小米和適量水熬煮成粥，放入金針菇、鮮香菇、秀珍菇，小火熬煮至黏稠，調味即可。

4 老鴨枸杞粥

老鴨加薑片、枸杞煲湯。加入白米煮熟，加鹽調味。

5 綠豆白米粥

白米、綠豆煮粥至熟爛時，放入西谷米、枸杞，熬 10 分鐘即可。

6 雞肝芝麻粥

白米煮成稀粥，放入雞肝。煮至黏稠時，撒上芝麻，即可。

7 枸杞鴿肉粥

白米熬煮成粥，放入鴿肉、枸杞，粥煮熟時，調味即可。

8 鴨血鯽魚粥

白米煮粥，加入鴨血塊、鯽魚肉，調味食用即可。

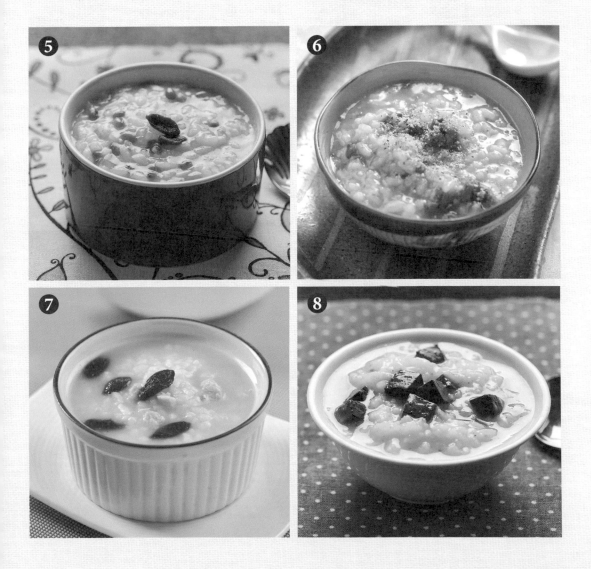

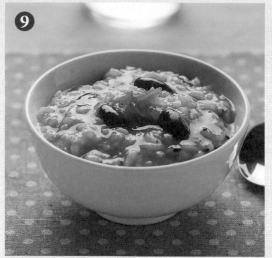

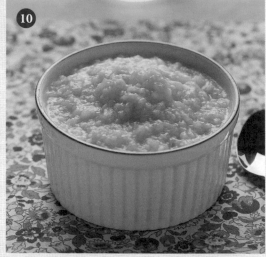

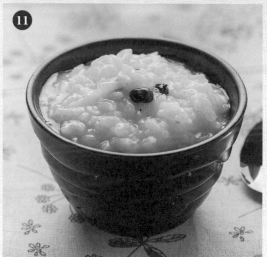

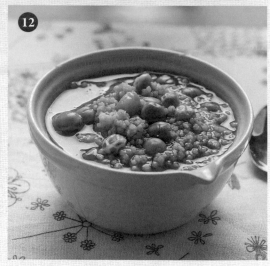

9 天門冬黑豆粥
糯米、黑豆、天門冬和黑芝麻熬煮至熟時，放入冰糖即可。

10 南瓜棒渣粥
鍋中放入磨碎的玉米粒、南瓜和適量水，熬煮成粥即可。

11 五味子粥
白米和適量水熬煮成粥，放入五味子，熬煮至粥熟即可。

12 豌豆小米粥
鍋內放入小米、豌豆和適量水。小火熬煮至熟爛時，放入紅糖即可。

13 鱔魚小米粥

小米和適量水煮粥。待粥煮熟時，放入鱔魚魚塊，燒沸後放入絲瓜仁 10 克，略煮片刻即可。

14 黑米粥

黑糯米加適量水，熬煮至粥熟，放入桂花、紅棗，略煮片刻即可。

15 排骨糙米粥

鍋中放入糙米和適量水，煮沸後放入排骨、蝦皮，熬煮至排骨熟爛時，加鹽調味即可。

16 燕麥白果粥

燕麥、薏仁和大豆漿，熬煮成粥。放入白果 10 克，燒沸後改小火，熬煮成粥即可。

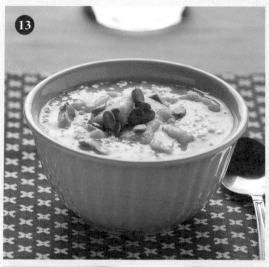

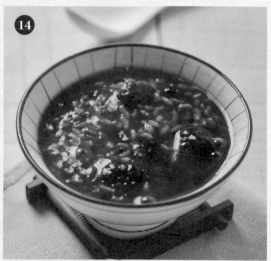

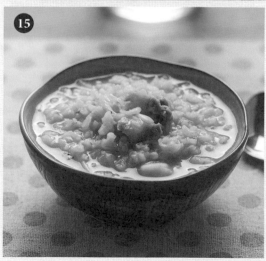

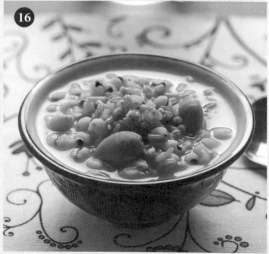

胃下垂

　　胃下垂是指站立時胃的下緣達盆腔，胃小彎弧線最低點降至髂脊連線以下。輕度胃下垂多無症狀，中度以上常出現腹脹、噁心、噯氣、胃痛伴重垂感，偶有便祕、腹瀉等症狀。多見於體虛、身形瘦長之人。

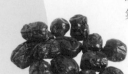

紅棗

紅棗味甘性溫、歸脾胃經，有補中益氣、養血安神、緩和藥性的功能；而現代的藥理學則發現，紅棗含有蛋白質、脂肪、糖類、有機酸、維生素 A、維生素 C、多種微量鈣以及胺基酸等豐富的營養成分。

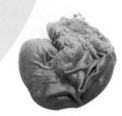

豬肚

豬肚中含有大量的鈣、鉀、鈉、鎂、鐵等元素和維生素 A、維生素 E、蛋白質、脂肪等成分。豬肚性微溫，味甘，有補中益氣、止渴消積、益脾胃、助消化、止洩瀉等功效。

羊肉

羊肉可以促進血液循環，增加人體熱量，而且還能增加消化酶，幫助胃消化。羊肉營養豐富，最適宜於冬季食用，對於虛寒引起的胃下垂有很大的裨益，也適用於手腳冰涼，臉色蒼白，體虛怕冷，氣血兩虧等症狀。

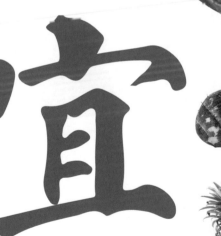

芋頭

芋頭有開胃生津、消炎鎮痛、補氣益腎等功效，可治胃痛、痢疾等。芋頭含有糖類、膳食纖維、維生素 B 群、鉀、鈣、鋅等。

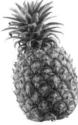

鳳梨

營養豐富，含有大量的果糖、葡萄糖、維生素 B 群、維生素 C，磷、檸檬酸和蛋白酶等物質。具有消食止瀉、補脾胃、固元氣、益氣血、祛濕等功效。

猴頭菇

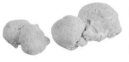

猴頭菇中含有多種胺基酸和豐富的多醣體、多肽類成分，能助消化、益肝脾、消除宿毒，具有保護、調理、修復消化系統的功效。對潰瘍有一定療效。

烤肉

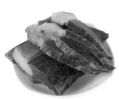

經過烤制的肉不易消化,會加重胃腸負擔;
且在烤製的過程中還加入了孜然、辣椒等刺
激性的調味料,會刺激胃腺體分泌胃酸,
損傷胃黏膜;肉在高溫烤製的過程中產
生致癌物質「苯駢芘」。這些都會加重胃
下垂患者的病情,因此胃下垂者應忌食。

臘肉

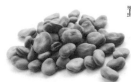

胃下垂患者在飲食中應選擇細軟、清
淡、易消化的食物,而臘肉在燻製的過
程中加入了大量的鹽,也加入了一些
刺激性的調料,很容易刺激胃黏膜,
加重胃下垂患者的病情。而且經過燻
製後的臘肉變得很硬,也不利於消化。

蠶豆

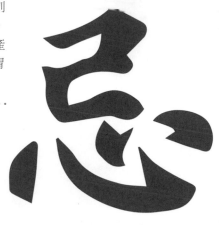

忌吃生冷與刺激性強
的食物,以及體積大的
食物。

忌大量飲用水及各種
飲料。

蠶豆質地較硬,不容易消化,對於伴有
消化不良、胃腸功能差等症狀的胃下
垂患者來說,無疑是加重了胃腸道的
消化負擔,加重了胃下垂的病情,同
時還有可能損傷胃黏膜,引發胃炎。

栗子

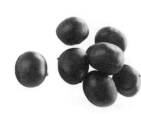

食用過量的栗子,會使胃腸道內被細菌酵解產生的
氣體量增多,形成胃脹,加重胃下垂的症狀。另外,
栗子性溫,多食易積溫成熱,胃腸積熱型的便祕患
者不宜食用,否則會加重便祕乾結的症狀。

肥肉

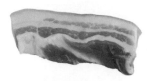

肥肉含有很多脂肪,脂肪不容易消化,會延長食物
在胃中停留的時間,因此食用肥肉會增加胃腸道的
消化負擔。

大黃

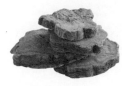

大黃可用於胃腸實熱積滯,大便祕結,腹脹腹痛等
症,但是大黃的洩瀉功效較強,脾胃虛弱的人吃多
了容易損傷胃腸。

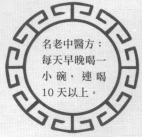

名老中醫方：
每天早晚喝一
小碗，連喝
10 天以上。

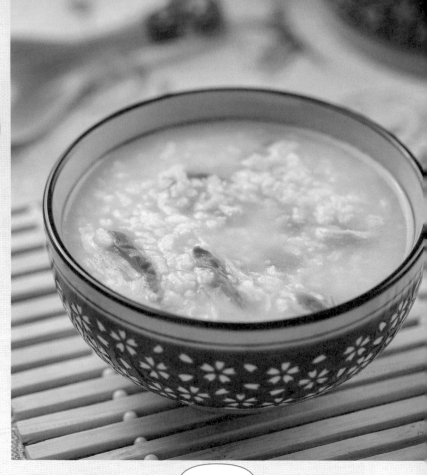

準備時間
15 分鐘
煮粥時間
1 小時
用餐人數
8 人

主料
豬肚 1 個
黃芪 200 克
陳皮 30 克
白米 300 克
配料
鹽適量

陳皮黃芪
豬肚粥

　　黃芪為補氣要藥，
李時珍稱其為「補藥之
長」，尤其善於益氣昇
陽，治療各種臟器下
垂；陳皮理氣健脾，和
中消滯。陳皮黃芪豬肚
粥可補中氣、健脾胃、
行氣滯、止疼痛，對於
中氣不足、脾胃虛弱引
起的胃下垂，效果較為
明顯。

黃芪對胃下垂
患者甚好。

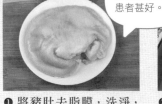

❶ 將豬肚去脂膜，洗淨，
黃芪、陳皮用紗布包好
放入豬肚中，用線紮緊。

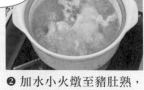

❷ 加水小火燉至豬肚熟，
再加適量調味品，將豬
肚煮熟。

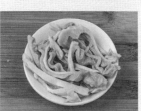

❸ 去除藥包，將豬肚切成
細絲。

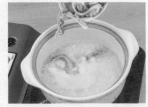

❹ 用豬肚湯和白米熬煮成
粥，煮熟後將豬肚絲放
入粥中熬煮片刻即成。

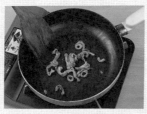

❶ 將豬肚洗淨切絲，在鍋中微炒。

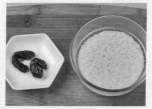

❷ 白米洗淨，浸泡 30 分鐘，紅棗洗淨去核。

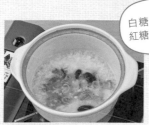

白糖也可以用紅糖代替。

❸ 鍋中加入紅棗、白米、豬肚和適量水熬煮成粥。

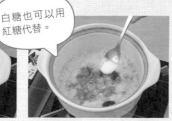

❹ 可適量添加白糖調味。

豬肚紅棗粥

豬肚可健脾胃，助消化；紅棗和胃養脾，益氣安中；白米補胃氣，充胃津。共煮為粥對胃下垂引起的形體消瘦、脘腹脹滿、食慾缺乏、倦怠乏力，確有康復保健之效。

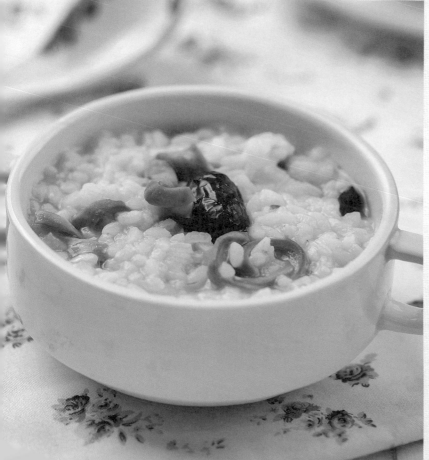

準備時間
30 分鐘
煮粥時間
30 分鐘
用餐人數
2 人

主料
豬肚 2 個
紅棗 10 枚
白米 100 克
配料
白糖適量

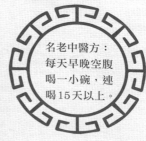

名老中醫方：每天早晚空腹喝一小碗，連喝 15 天以上。

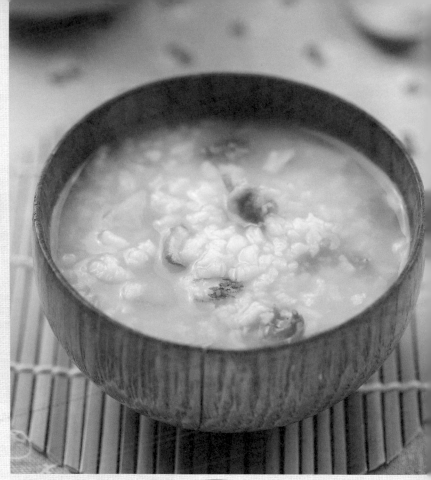

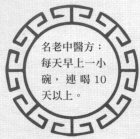

名老中醫方：
每天早上一小
碗，連喝 10
天以上。

準備時間
15 分鐘
煮粥時間
1 小時
用餐人數
4 人

配料　　　**配料**
料酒適量　　料酒適量
老薑適量　　老薑適量
鹽適量　　　鹽適量

羊肉當歸
老薑粥

　　羊肉可以促進血
液循環，增加人體熱
量，而且還能增加消化
酶，幫助胃消化。羊肉
營養豐富，最適宜於冬
季食用，對於虛寒引起
的胃下垂有很大的裨
益，比如手腳冰涼，臉
色蒼白，體虛怕冷，氣
血兩虧等症狀。

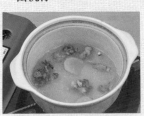

溫補粥，適合
秋冬進食。

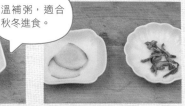

❶ 將羊肉洗淨，切塊，
用開水汆 3 分鐘，撈
出洗淨。

❷ 老薑洗淨，切片；當歸
洗淨。

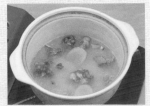

❸ 將除白米外的所有材料
放入砂鍋中，加適量清
水，小火煲 1 小時，加
鹽調味。

❹ 放入白米熬煮成粥即可。

骨頭湯不宜多放，以免油膩。

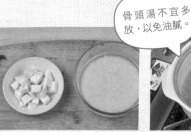

❶ 芋頭去皮切小塊；白米洗淨浸泡30分鐘。

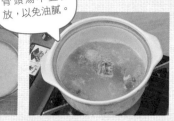

❷ 將豬骨在沸水中汆燙，撈出切塊，煮成骨頭濃湯。

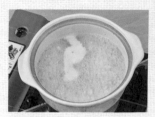

❸ 濾去骨渣，放入白米、芋頭，大火煮沸後，轉小火熬煮至粥黏稠。

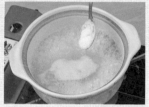

❹ 加鹽、蔥花和胡椒粉調味即可。

芋頭豬骨粥

芋頭性平，能補氣益腎、益脾養胃、消涼散結。芋頭中含有豐富的黏液皂素及多種微量元素，可幫助機體糾正微量元素缺乏導致的生理異常，同時能增進食慾，幫助消化。此款粥具有補氣益腎、益脾養胃的功效。

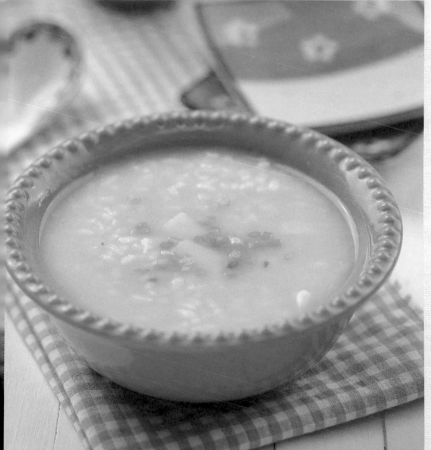

準備時間
30分鐘
煮粥時間
2小時
用餐人數
2人

主料
芋頭30克
豬骨200克
白米100克
配料
蔥花適量
鹽適量
胡椒粉適量

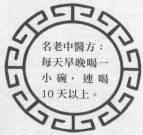

名老中醫方：每天早晚喝一小碗，連喝10天以上。

胃下垂對症其他粥品

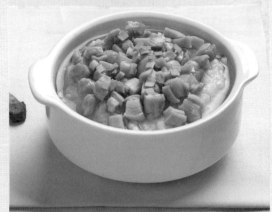

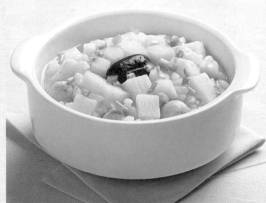

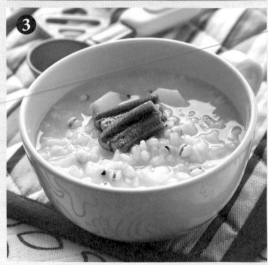

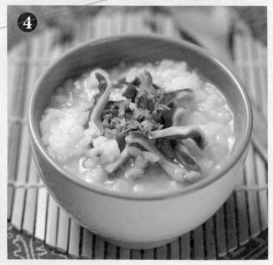

1 豬肚白朮粥

豬肚切丁，加水與白米、白朮、蔥花共同熬煮成粥。

2 蓮肉山藥粥

將蓮肉、山藥、糯米、紅棗一同放入鍋內加水，中火煮至熟爛。

3 鱔魚大蒜粥

蒜片焗至金黃，添水，加入白米熬煮成粥，加入鱔魚段。魚熟時加黃酒、香油調味即成。

4 豬肚粥

黨參、橘紅水煎取汁。加白米、豬肚片、生薑、香菜、蔥花、清水熬煮成粥即可。

5 海帶豆香粥

大豆、白米、海帶絲共同熬煮成粥，加鹽調味即可。

6 藿香白米粥

乾藿香水煎取汁；白米、藿香汁和適量水熬煮成粥。

7 香蕉糯米粥

糯米加水熬煮成粥；待粥煮熟時，放入香蕉，煮至熟爛時，放入冰糖，攪拌均勻即可。

8 香蕉葡萄乾粥

糯米放入適量葡萄乾、花生、枸杞，熬煮成粥，放入香蕉、冰糖拌勻即可。

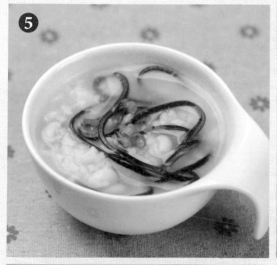

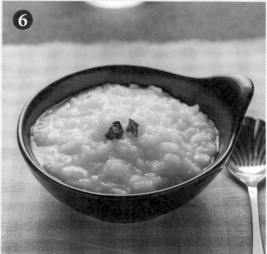

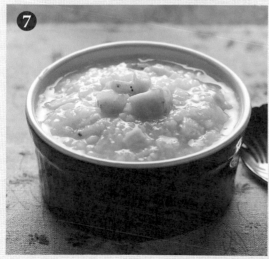

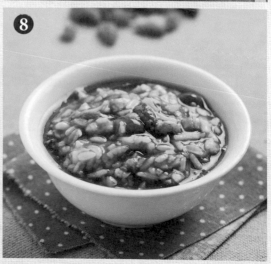

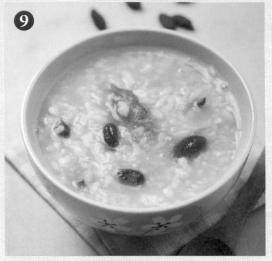

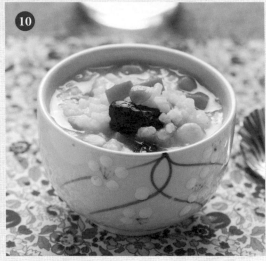

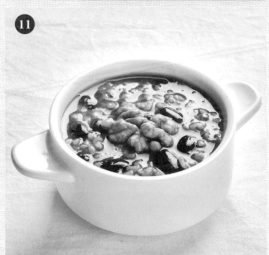

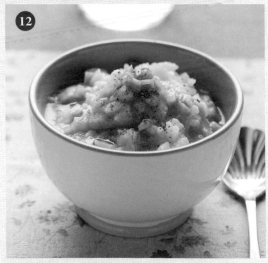

9 羊肝粥

白米和適量水煮粥，待粥煮熟時，放入羊肝、松子、枸杞，煮熟，加鹽調味即可。

10 胡蘿蔔杏仁粥

白米熬煮成粥。放入胡蘿蔔、杏仁、紅棗，煮至熟爛即可。

11 黑豆核桃粥

紅棗、核桃、黑豆、白米熬煮成粥，放涼後，加蜂蜜調味即可。

12 絲瓜麵筋粥

白米熬煮成粥；放入煸炒後的絲瓜、油麵筋和粉絲；待粥煮至熟爛時，撒上蔥花調味即可。

13 蔥花紅棗雞肉粥

紅棗、蔥花、白米、雞肉熬煮成粥，粥成調味服用即可。

14 桂花粥

白米熬煮成粥。放入桂花乾、紅糖，略煮片刻即可。

15 小米海參粥

小米加水煮粥，放入海參和枸杞，煮至海參熟爛即可。

16 人參黃芪粥

人參、黃芪、白朮水煎取汁，糯米、藥汁和適量水放入鍋中，熬煮成粥即可。

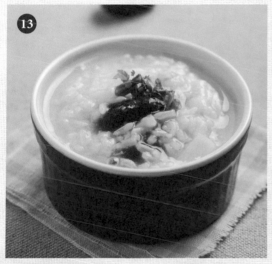

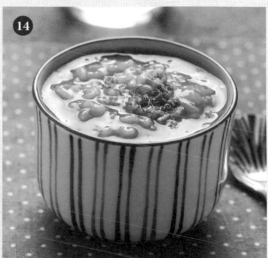

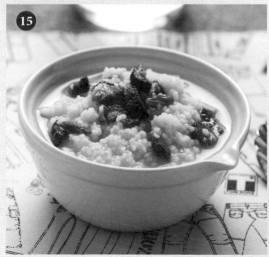

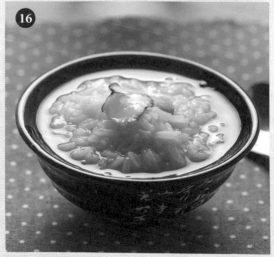

消化不良

消化不良是一種臨床症候群，是由胃動力障礙所引起的，包括胃輕癱（胃排空延遲）和食道逆流症。消化不良分為功能性消化不良和器質性消化不良。其病在胃，涉及肝脾等臟器，應用疏肝理氣、健脾和胃、消食導滯等法治療。

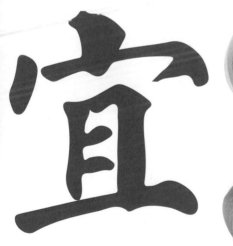

白菜

在白菜中，鐵、鉀、維生素 A 的含量比較豐富，多吃白菜，可以起到很好的滋陰潤燥、養胃生津、護膚養顏、抗氧化、抗衰老的作用。白菜中膳食纖維含量也很豐富，常吃能潤腸通便、促進胃蠕動，對消化不良有良好的改善作用。

小米

小米營養價值很高，含豐富的蛋白質、脂肪和維生素。它不僅供食用，還可入藥有清熱、清渴，滋陰，補脾腎和胃腸，利小便、治水瀉等功效。小米中維生素 B1 和碳水化合物能刺激胃腸蠕動，改善消化不良。

蕎麥

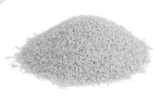

蕎麥中的澱粉顆粒較細小，更容易煮熟、消化。蕎麥中還含有豐富的膳食纖維，其含量是一般精製大米的 10 倍；蕎麥含有的鐵、錳、鋅等微量元素也比一般穀物豐富。中醫中講蕎麥具有開胃寬腸的功效。對於治療胃腸積滯、消化不良、慢性洩瀉具有很好的功效。

南瓜

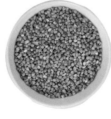

南瓜含有豐富的胡蘿蔔素和維生素 C，可以健脾，預防胃炎。南瓜含有的黃色果蔬還富含維生素 A，維生素 A 能保護胃腸黏膜，防止胃炎等疾患發生。

馬鈴薯

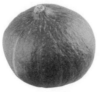

含有豐富的膳食纖維，有助於促進胃腸蠕動，還含有豐富的維生素 B 群以及禾穀類糧食中所沒有的胡蘿蔔素和抗壞血酸，並含有豐富的鉀鹽。

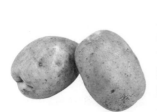

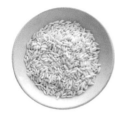

糯米

糯米含有大量的糊精，黏性較強，膨脹性小，不容易消化。消化不良者長期食用糯米，將會加重病情。

番薯

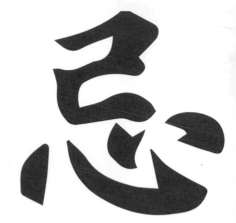

消化不良脘腹脹滿者不宜食用。《綱目拾遺》中說：「中滿者不宜多食，能壅氣。」食後容易產氣，發生脹肚，消化不良脘腹脹滿者食用，能使病情加重。

忌吃高脂肪食物，如堅果、肥肉等。

忌吃辛辣刺激、易引起脹氣不消化、堅硬油膩的食品，烹飪時不宜放桂皮、花椒等香辛調料。

冬瓜

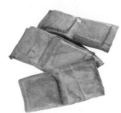

脾胃虛寒者不宜食用。冬瓜性寒傷陽損胃，多食會導致脾胃虛寒更甚，消化功能減弱，產生食慾缺乏、腹脹、便溏或洩瀉等症狀。

豆腐乾

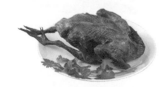

老人病後及體弱者不宜食用。豆腐乾為豆腐榨乾水分製成的食品。《隨息居飲食譜》說：「腐於堅者，甚難消化，小兒及老弱病後，皆不宜食。」食後容易導致消化不良。

鴿肉

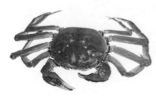

食積胃熱者不應食用。食積胃熱之病應消食化積，忌食味厚之品。本品味厚，食之礙胃滯脾，食後可加重病情。

螃蟹

高蛋白、高膽固醇，很多身體患有疾病的人是不宜進食的，一隻 200 克左右的螃蟹蛋白質大約有10 克，如果吃兩隻以上，再吃其他菜，蛋白質含量很容易超標，身體就會因消化不良而導致腹瀉。

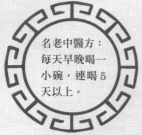

名老中醫方：
每天早晚喝一
小碗，連喝 5
天以上。

準備時間
6 小時
煮粥時間
40 分鐘
用餐人數
4 ～ 6 人

主料
綠豆 80 克
白米 100 克
白菜心 3 個
配料
鹽適量
香油適量

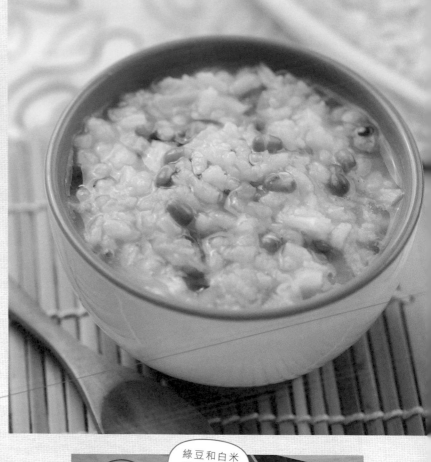

綠豆菜心粥

　　綠豆性涼，有清
熱解毒、去火止渴的功
效；白菜中含有的纖維
素，可增強胃腸的蠕
動，減少糞便在體內的
存留時間，幫助消化和
排泄，從而減輕肝、腎
的負擔，防止多種胃病
的發生。兩者搭配煮粥
能夠祛除體內火氣、益
胃生津、清熱除煩。

綠豆和白米
用溫熱水浸
泡更佳。

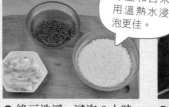

❶ 綠豆洗淨，浸泡 6 小時；
白米洗淨浸泡 30 分鐘；
白菜心洗淨，切段。

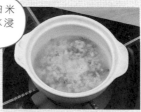

❷ 鍋置火上，放入白米、
綠豆和適量清水，大火
煮沸後改小火熬煮。

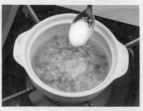

❸ 待白米和綠豆都煮至熟
爛時，加鹽調味。

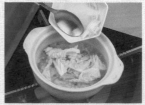

❹ 出鍋前加入白菜心，
關火，再淋上適量香
油即可。

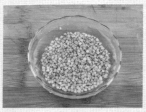

❶ 蕎麥淘洗乾淨，浸泡3小時。

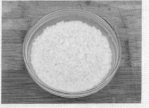

❷ 白米洗淨，浸泡30分鐘。

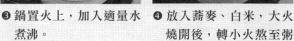

蕎麥可以促進腸胃消化功能。

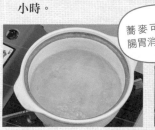

❸ 鍋置火上，加入適量水煮沸。

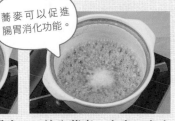

❹ 放入蕎麥、白米，大火燒開後，轉小火熬至粥稠即可。

蕎麥粥

蕎麥具有消積化滯的功效，與白米同用，熬煮出濃濃的香粥，可補脾和胃、促進消化吸收。蕎麥中的膳食纖維含量是麵粉的 4 倍、白米的 10 倍，能刺激腸蠕動，加速糞便排泄，預防便祕。

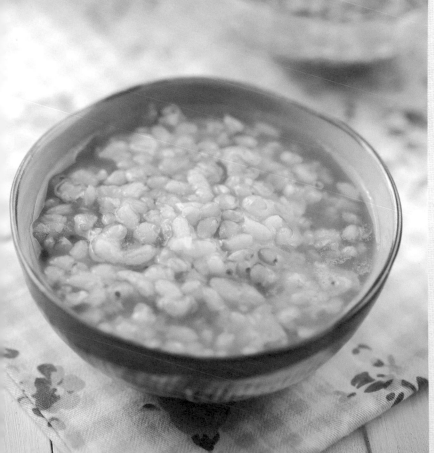

準備時間
1 小時
煮粥時間
1 小時
用餐人數
2 人

主料
蕎麥 50 克
白米 25 克

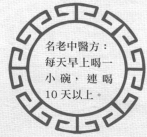

名老中醫方：
每天早上喝一小碗，連喝10天以上。

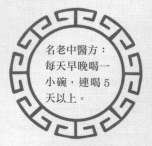

名老中醫方：
每天早晚喝一
小碗，連喝 5
天以上。

準備時間
2 小時
煮粥時間
30 分鐘
用餐人數
3 ～ 5 人

主料
香菇 40 克
蕎麥 80 克
紅米 80 克
配料
鹽適量
香油適量

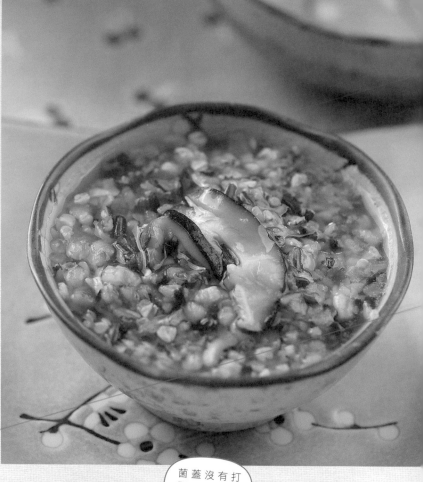

香菇蕎麥粥

　　蕎麥性甘味涼，有
開胃寬腸、下氣消積，
治絞腸痧、胃腸積滯、
慢性洩瀉等功效；同時
蕎麥還可以做成面條、
涼粉等食品；紅米中所
含的紅麴菌可阻止膽固
醇的生成，具有降血
壓、降血脂的作用，能
減輕胃腸的消化負擔。

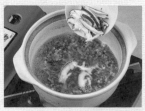

菌蓋沒有打
開，肉質飽滿
的香菇為佳。

❶ 香菇去蒂洗淨，切成片；
　 蕎麥、紅米洗淨，分別
　 浸泡 2 小時。

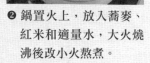

❷ 鍋置火上，放入蕎麥、
　 紅米和適量水，大火燒
　 沸後改小火熬煮。

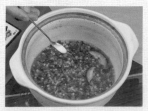

❸ 待粥煮熟時，放入香菇
　 片，小火煮 10 分鐘。

❹ 關火，加鹽調味，淋上
　 香油即可。

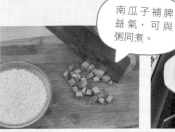

南瓜子補脾益氣，可與粥同煮。

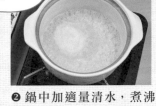

❶ 白米洗淨，浸泡 30 分鐘；南瓜去子，去皮，切成小丁。

❷ 鍋中加適量清水，煮沸後放入白米，大火燒開後，轉小火熬煮 30 分鐘。

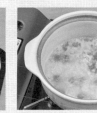

❸ 把南瓜丁放入白米粥中煮 10 分鐘，至南瓜丁變軟即可。

❹ 起鍋前加鹽攪拌均勻，撒上榛子碎即可。

南瓜榛子粥

南瓜含有豐富的胡蘿蔔素和維生素 C，可以健脾，預防胃炎。榛子含有豐富的纖維素，能夠促進消化白米，而且可以減輕胃腸消化負擔，常食用此粥，可有效治療脾胃虛弱等症。

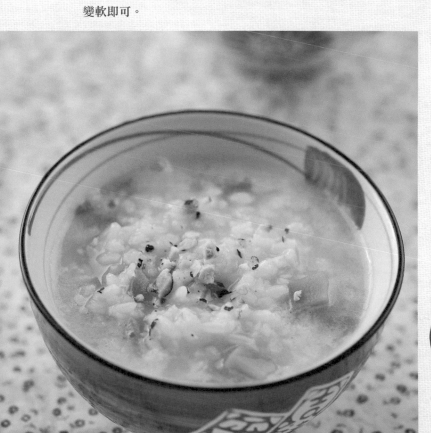

準備時間
30 分鐘
煮粥時間
45 分鐘
用餐人數
4 人

主料
南瓜 200 克
白米 50 克
配料
鹽適量
榛子碎適量

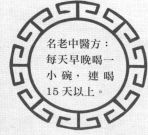

名老中醫方：每天早晚喝一小碗，連喝 15 天以上。

消化不良對症其他粥品

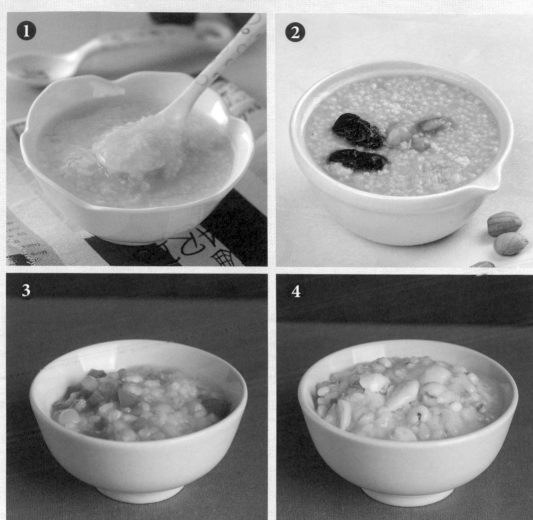

1 **二米粥**
將白米、小米加適量清水煮至粥熟、米粒鬆軟即可。

2 **紅棗花生粥**
將紅棗與花生、白米共同熬煮至白米熟爛即可。

3 **胡蘿蔔玉米粥**
將白米、胡蘿蔔塊、玉米粒一同放入鍋內，加適量清水，煮至白米熟透即可。

4 **薏仁蓮子百合粥**
鍋中加入適量水和薏仁，水開後加入蓮子和百合，熬煮30分鐘。放溫後加蜂蜜即可。

5 鹿茸山藥粥

鹿茸煎煮成汁，放入白米、山藥煮至米粒熟爛。加入冰糖、蔥花調味即可。

6 芡實白果粥

將芡實、白米和白果一同煮粥，加適量白糖調味食用。

7 大豆糙米南瓜粥

大豆、糙米、南瓜丁熬煮成粥，煮至豆酥瓜香即可。

8 南瓜油菜粥

取白米50克，南瓜40克，油菜20克，鹽適量。鍋中放白米、南瓜丁、油菜絲，加適量水煮熟，加鹽調味即可。

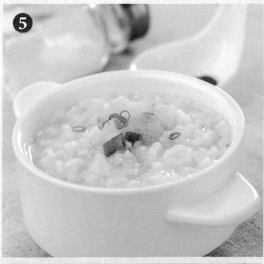

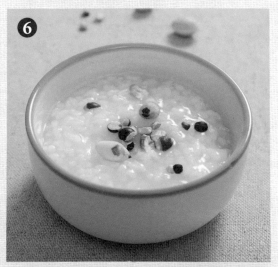

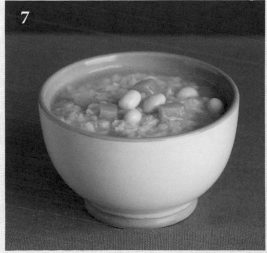

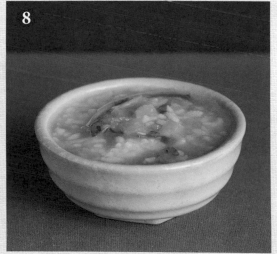

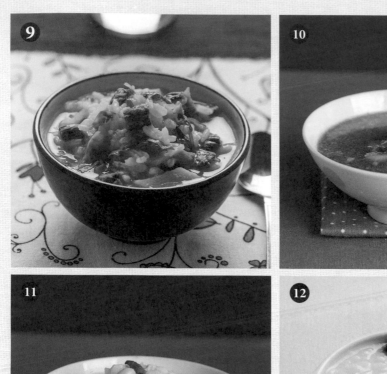

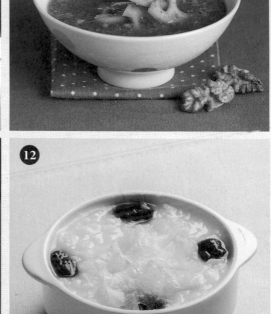

9 山楂牛肉粥
白米加水，大火燒沸後放入牛肉、薑片、山楂，煮至粥熟，加鹽、芹菜葉即可。

10 核桃蓮藕粥
將核桃、蓮藕片、白米熬煮成粥，煮至蓮藕綿軟即可。

11 蓮藕瘦肉麥片粥
白米熬煮成粥。放入蓮藕片、玉米粒、肉片、枸杞、麥片熬煮5分鐘，加鹽調味即可。

12 紅棗銀耳粥
將白米、紅棗和銀耳熬煮成粥，加入冰糖調味，煮開即可。

13 葡萄乾蘋果粥

白米與蘋果一同煮沸，小火熬煮40分鐘；食用時加入蜂蜜、葡萄乾攪勻即可。

14 奇異果枸杞甜粥

白米加水煮至濃稠，下枸杞、奇異果片，再煮3分鐘左右，加適量白糖調味即可。

15 洋蔥芹棗粥

糯米和適量水，熬煮成粥；放入洋蔥、芹菜根、紅棗，煮至熟爛時，關火即可。

16 榛子蓮子粥

將榛子、蓮子、紅棗、白米洗淨，放入鍋中煮至熟爛，加入白糖調味即可。

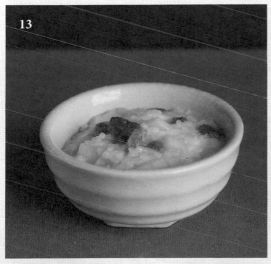

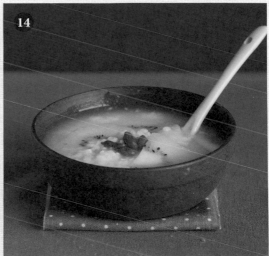

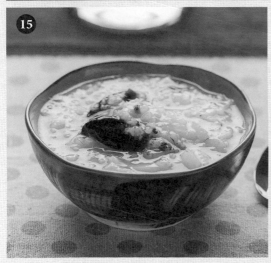

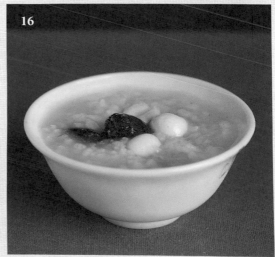

胃結石

胃結石是進食某種物質後在胃內形成的石性團塊狀物。大多由於食入的某種動植物成分、毛髮或某些礦物質在胃內不被消化，凝結成塊而形成。常見者多為柿子、黑棗、山楂等物。胃結石形成後，大多數患者有上腹不適、脹滿、噁心或疼痛感。

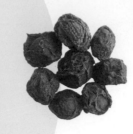

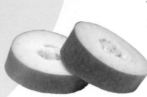

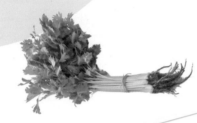

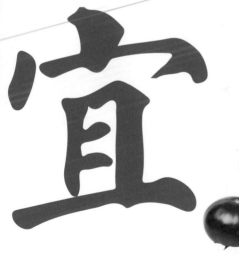

烏梅

烏梅是藥食同源的製品，是青梅經過加工後的中藥材之一，其性溫，味酸澀，有生津、止渴、斂肺、澀腸等功效，可以促進消化液的分泌，預防胃結石。

冬瓜

冬瓜含維生素 C 較多，且鉀鹽含量高，鈉鹽含量較低，結石病、高血壓、腎臟病、水腫病等患者可食用。

芹菜

芹菜富含蛋白質、碳水化合物、胡蘿蔔素、維生素 B 群、鈣、磷、鐵、鈉等，芹菜中富含的膳食纖維可以加速胃排空，防止有害物質在胃中積聚形成胃結石。

木耳

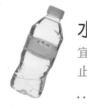

木耳是富含多種礦物質和微量元素，能對各種結石產生強烈的化學反應，使結石剝脫、分化、溶解，排出體外。

水

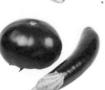

宜多喝開水，水能夠很好地稀釋胃液並且防止高濃度鹽類及礦物質聚積成結石。

茄子

茄子具有活血化瘀、清熱消腫的功效，可改善潰瘍出血的狀況。本品特別適宜胃結石患者食用。

鴨肉

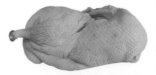

鴨肉具有養胃滋陰的功效，可緩解咽喉乾燥等症。本品養陰生津、補氣健脾，適合胃結石患者食用。

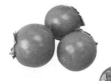

柿子

這種食物含有較多的果膠、單寧酸，與胃酸發生化學反應生成凝膠塊狀物質，易形成胃結石。

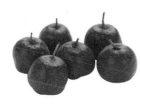

山楂

山楂中含有鞣酸，在胃內與胃酸混合，生成不溶於水的沉澱物，沉澱物與果膠、食物殘渣等混合在一起而形成團狀凝塊發生結石。

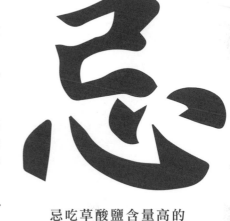

番茄

番茄中同樣含有較多的鞣酸及果膠，空腹食用，會在胃酸作用下形成大小不一的硬塊，如果這些硬塊不能通過幽門到達小腸，就會滯留在胃中形成胃結石。

忌吃草酸鹽含量高的食物，如番茄、菠菜、草莓、甜菜、巧克力等，過多的草酸鹽攝入是導致胃結石的主要原因之一。

忌空腹吃橘子、山楂、酸奶、番茄、柿子、冷飲等。

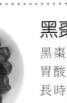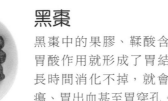

黑棗

黑棗中的果膠、鞣酸含量高，與胃酸作用就形成了胃結石。結石長時間消化不掉，就會引起胃潰瘍、胃出血甚至胃穿孔。

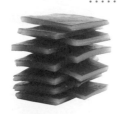

海帶

海帶含有褐藻膠、海藻酸。這些物質不溶於水，與胃酸發生化學反應生成凝膠塊狀物質，易形成胃結石。

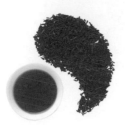

濃茶

茶葉中含有鞣酸和茶鹼，這兩種物質都會影響人體對食物的消化。當鞣酸進入胃腸道後，會抑制胃液的分泌，從而導致消化不良。此外，鞣酸還會與肉類、蛋類、豆製品、乳製品等食物中的蛋白質產生凝固作用，形成不易被消化的鞣酸蛋白凝固物。

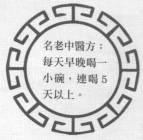

名老中醫方：
每天早晚喝一
小碗，連喝5
天以上。

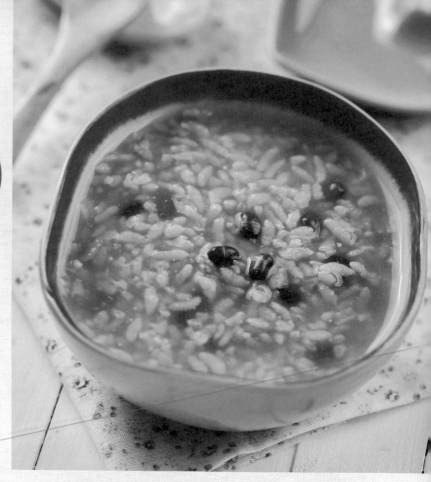

準備時間
6 小時
煮粥時間
1 小時
用餐人數
3 人

主料
紅豆 100 克
白米 100 克
配料
冰糖適量

紅豆粥

紅豆入藥治水腫、腳氣、瀉痢、癰腫，並為緩和的清熱解毒藥及利尿藥；浸水後搗爛外敷，治各種腫毒。堅持食用此粥能有效幫助胃結石症狀逐漸好轉，也能有效緩解由於胃結石引發的胃痛。

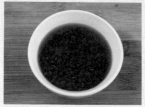

❶ 紅豆洗淨，浸泡6小時。

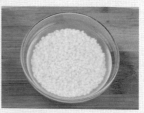

❷ 白米洗淨，浸泡30分鐘。

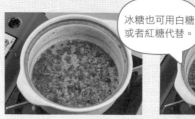

❸ 將紅豆和白米一同放入鍋中，加入適量的水，煮沸後換成小火。

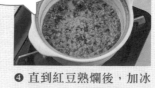

冰糖也可用白糖或者紅糖代替。

❹ 直到紅豆熟爛後，加冰糖調味，關火即可。

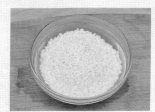

❶ 白米洗淨，浸泡 30 分鐘。

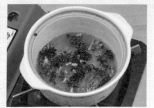

❷ 將夏枯草、當歸、香附放入鍋中加水煎煮 20 分鐘，去渣取汁。

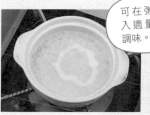

可在粥中加入適量紅糖調味。

❸ 鍋置火上，放入白米和適量水，大火燒沸後改小火熬煮。

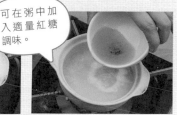

❹ 待粥煮熟時，放入藥汁，略煮片刻。

夏枯草當歸粥

夏枯草性寒，有清熱瀉火、散結消腫的功效，可有效緩解胃結石造成的脹滿、噁心等症狀；當歸、香附都有補氣補血、疏肝解郁、理氣寬中的功效，可調節胃腸消化功能。三者一同煮粥可以調節胃酸分泌，預防胃結石。

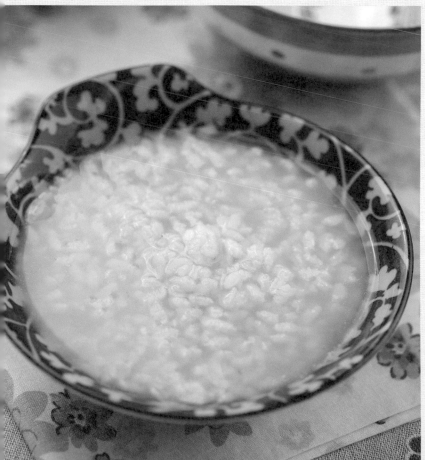

準備時間
30 分鐘
煮粥時間
1 小時
用餐人數
2 人

主料
夏枯草 10 克
當歸 10 克
香附 10 克
白米 80 克

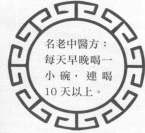

名老中醫方：每天早晚喝一小碗，連喝 10 天以上。

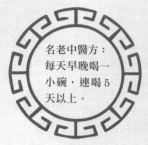

名老中醫方：
每天早晚喝一
小碗，連喝 5
天以上。

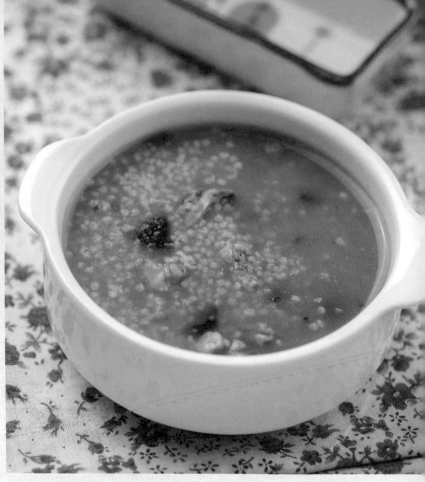

準備時間
30 分鐘
煮粥時間
30 分鐘
用餐人數
2 人

主料
烏梅 6 顆
桃仁 10 克
小米 150 克
配料
冰糖適量

烏梅桃仁粥

　　烏梅有健脾開胃、
消腐的功能，也防止食
物在胃腸裡腐化。桃仁
具有活血祛瘀、潤腸通
便的功效。食用此粥能
有效溶解胃部結石，是
治療胃結石最有效的一
種方法之一。

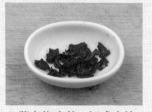

❶ 將烏梅去核，切成小塊。

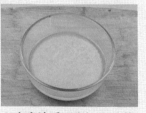

❷ 小米洗淨，浸泡 30 分鐘。

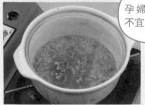

❸ 將烏梅和桃仁、小米加
　水煮粥，大約 30 分鐘
　後粥逐漸黏稠。

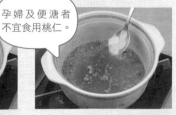

孕婦及便溏者
不宜食用桃仁。

❹ 再加入適量冰糖攪拌均
　勻即可關火。

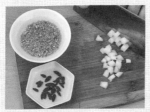

❶ 冬瓜連皮洗淨，切小塊；枸杞、糙米洗淨，糙米浸泡 2 小時。

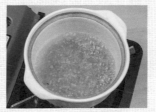

❷ 鍋置火上，放入糙米和適量水，大火燒沸。

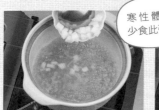

寒性體質者少食此粥。

❸ 放入冬瓜，再次燒沸後改成小火，熬煮成粥。

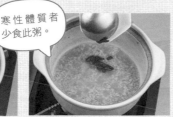

❹ 粥煮熟時，放入枸杞，略煮片刻即可。

冬瓜枸杞粥

　　冬瓜性微寒，有利水消痰、清熱解毒的功效；枸杞是養肝補腎的傳統良藥，還能明目安神、強健筋骨。熱性體質的人適宜食用此粥來平胃火、養脾胃。

準備時間
2 小時
煮粥時間
40 分鐘
用餐人數
4 人

主料
冬瓜 150 克
枸杞 10 克
糙米 100 克

名老中醫方：每天早晚喝一小碗，連喝 10 天以上。

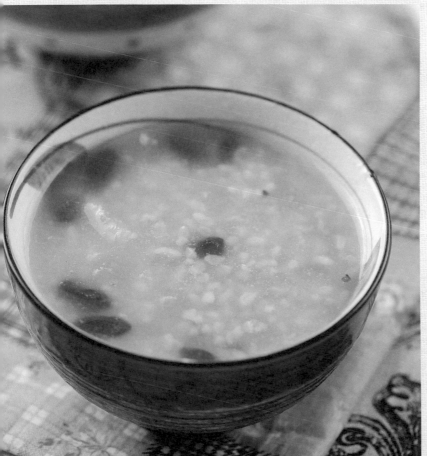

胃結石對症其他粥品

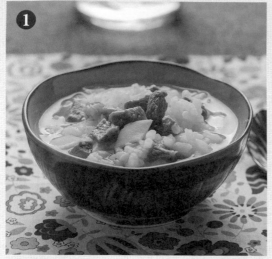

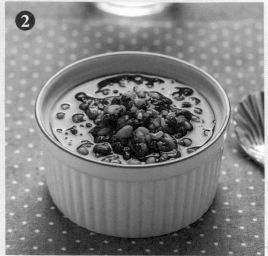

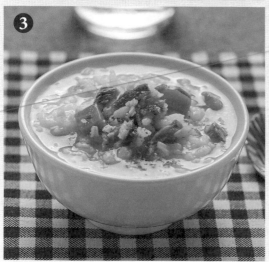

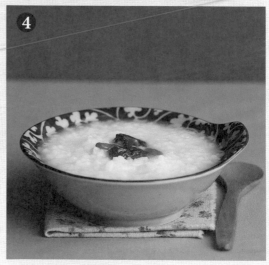

1 生薑羊肉粥

白米加水熬煮成粥；放入羊肉塊、薑片，待粥熟爛即可。

2 紫米雜糧粥

紫米、糙米、薏仁和適量清水煮粥，煮至黏稠即可。

3 胡蘿蔔羊肉粥

羊肉、胡蘿蔔、白米、陳皮、薑末煮至粥黏稠時，加鹽、胡椒粉調味即可。

4 枸杞紅棗粥

將枸杞、紅棗和白米熬煮成粥，加入紅糖調勻即可。

5 銀耳蓮子粥

白米、銀耳和蓮子加水，熬煮至熟爛時，放入冰糖即可。

6 雪梨白米粥

雪梨榨汁加適量水，大火燒沸，放入白米煮至黏稠，放入冰糖攪拌均勻即可。

7 雞絲粥

雞肉燜熟，盛出備用。白米和適量水熬煮成粥。放入雞肉和金針、香菇，略煮片刻即可。

8 花生豬肝粥

白米加適量水，大火燒沸後放入黑芝麻和花生，燒沸後改小火。待粥煮熟時，放入豬肝，略煮片刻，關火即可。

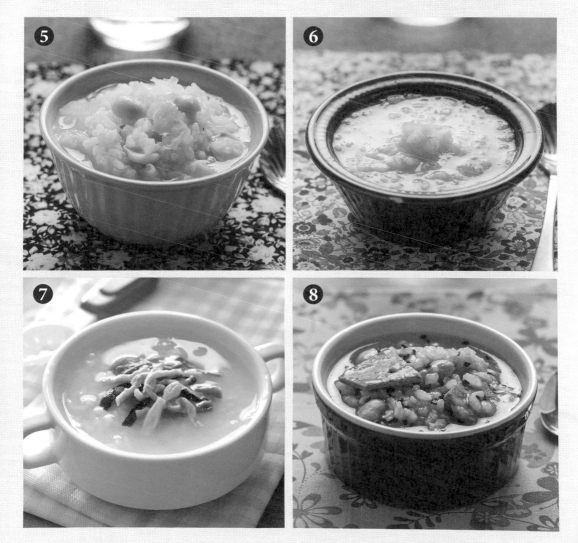

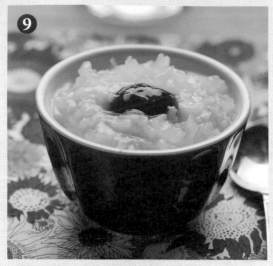
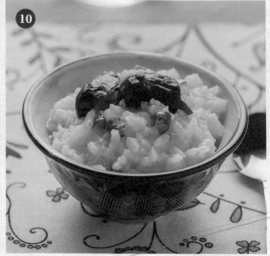
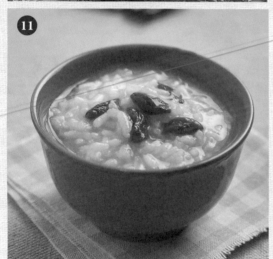
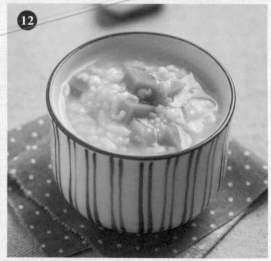

9 銀耳櫻桃粥

白米和適量水熬煮成粥，放入銀耳、櫻桃，煮至熟爛時，放入桂花糖，攪拌均勻即可。

11 荷葉枸杞粥

荷葉濾渣取汁，放入白米熬煮至粥爛，加枸杞略煮，放涼加蜂蜜調味即可。

10 紅棗蘆薈粥

白米和適量水，熬煮成粥，放入蘆薈和紅棗，熬煮至熟爛放入冰糖、蔥花即可。

12 南瓜荸薺粥

白米、小米和適量水，熬煮成粥。加入荸薺和南瓜，煮至粥軟爛，荸薺和南瓜熟透。

13 薄荷白米粥

鮮薄荷葉水煎取汁，放入白米煮粥即可。

14 小茴香粥

白米加適量水，熬煮成粥。待粥煮熟時，放入小茴香，略煮片刻即可。

15 甘蔗高粱粥

甘蔗榨汁，放入高粱米和適量水，熬煮成粥。

16 車前草粥

車前草和蔥白煎煮取汁。放入白米和適量水，熬煮成粥，加鹽調味即成。

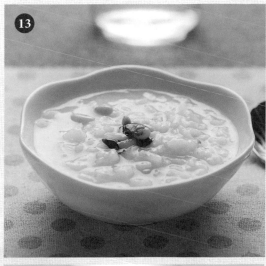

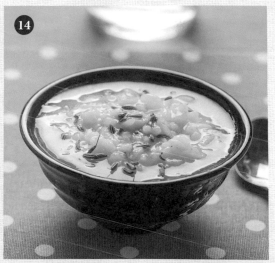

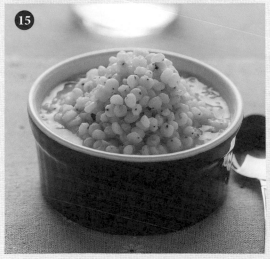

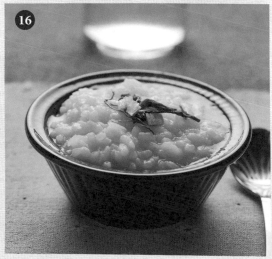

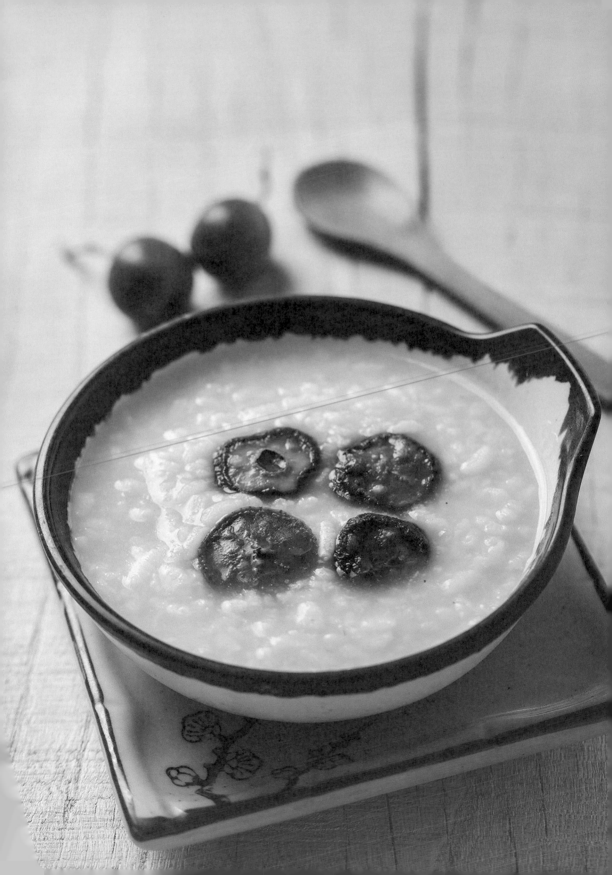

第三章

五大胃不適症狀，及時喝粥

胃痛不是病，痛起來真要命！所有進入我們嘴巴的食物都要經過胃的消化，但是日常生活壓力大，工作和生活忙碌，又要應酬，很多人對胃部健康不加注意，飲食上不加選擇，經常出現胃痛、胃脹等不適，悔不當初。那麼就來看看怎樣才能緩解各種胃部不適的症狀吧！

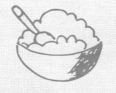

胃反酸

胃反酸是指胃內容物經食管逆流達咽部，口腔感覺到出現酸性物質，它與十二指腸內容物經胃、食道逆流達口咽部，口腔感覺到出現苦味物質，統稱為反酸。反酸可能會出現胃灼熱、食管痛、吞嚥痛、吞嚥困難等症狀。

南瓜

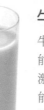

常吃南瓜有助於健胃整腸，南瓜有豐富的維生素 C 及胡蘿蔔素，其果實、花朵、種子、葉子都有藥效，澱粉多，煮食後仍含豐富的維生素 C。要想充分發揮藥效，用蒸、煮的方法較理想。

牛奶

牛奶具有健脾胃、補虛損的功效，還能中和胃酸，防止胃酸對胃黏膜的刺激。在早餐或晚餐後喝一杯熱牛奶，能有效抑制反酸，因此牛奶常用於胃腸不適、反酸，久病體虛、氣血不足，營養不良等病症。

胡蘿蔔

胡蘿蔔是鹼性食物，汁多味甘，能有效地中和胃酸，不論是生食還是做熟了再吃，都具有很好的功效，把胡蘿蔔洗乾淨後，生的嚼碎吃下，一會後就會感覺胃好很多。

小米

小米粥養胃安神，對胃酸有很好的治療作用，淘小米時，淘一遍即可，淘得次數過多，會損壞小米的營養物質。在熬小米粥時，要用小火慢慢地細熬，這樣才能把小米油熬出來。

高麗菜

高麗菜富含維生素 C、維生素 B1、葉酸和鉀，烹製後的高麗菜也含有豐富的維生素 C、鉀和葉酸。可以有效地調節胃酸分泌。

宜

洋蔥

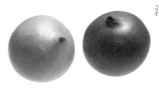

洋蔥味道辛辣，可刺激胃酸分泌過多，從而加重胃反酸的情況；並且洋蔥在消化的過程中容易產生過量的氣體，會導致腹脹。

番藷

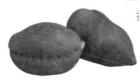

番藷含大量澱粉、糖、酸等，會刺激胃產生大量胃酸，況且不易消化的食物，剩餘的糖分在胃腸道發酵，也會誘發反酸。

山楂

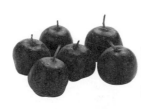

胃酸過多的人都知道反胃上來的液體是酸的，想要緩解胃酸當然不能再吃酸的東西。酸味食物如山楂、橘子、柳橙、醋等都不宜多食。

濃茶

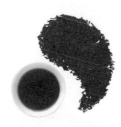

胃酸的人最好不要喝茶，特別是濃茶。喝茶後會對胃黏膜有影響，它會讓我們的胃酸分泌變多，特別是患有胃潰瘍、十二指腸潰瘍的患者，喝茶無疑會加重胃酸症狀。

肥肉

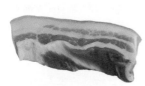

肥肉屬於油膩的食物，油膩的食物脂肪多，而攝取過多脂肪，會刺激膽囊收縮和分泌，延緩胃排空，讓胃酸加重。

甜食

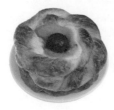

甜食也讓胃液分泌變得更旺盛，日常要少吃，女生愛吃的巧克力、奶油蛋糕在胃酸過多的時候都要克制少吃。

忌

不宜吃太多、太飽，吃太多會促進胃酸分泌，加重發酸的症狀，宜少食多餐，每餐吃七分飽。

避免進食柑橘類水果、巧克力、油膩食物、洋蔥和辛辣食物。不吸菸，不喝酒及含酒精或咖啡的飲料，不喝濃茶。

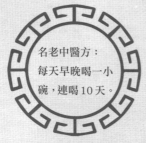

名老中醫方：
每天早晚喝一小
碗，連喝 10 天。

準備時間
30 分鐘
煮粥時間
20 分鐘
用餐人數
2 人
主料
白米 30 克
小米 30 克
牛奶 250 毫升
配料
蜂蜜適量

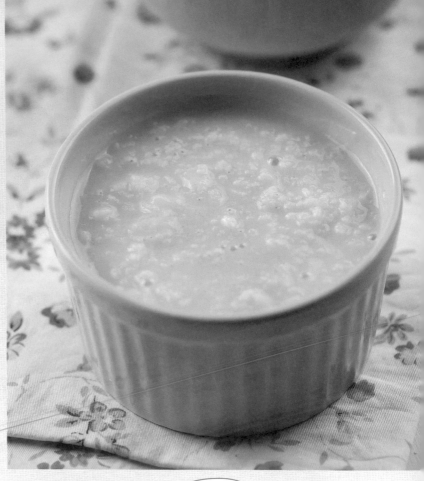

牛奶小米粥

　　牛奶可以中和胃
酸，具有補虛損、益
肺胃、生津潤腸的功
效，小米健脾和胃、
補益虛損、和中益腎。
這款粥可以健脾和胃、
補虛損。

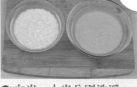

晚上喝此粥，
還有助於睡眠。

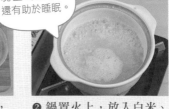

❶ 白米、小米分別洗淨，
　 各自浸泡 30 分鐘。

❷ 鍋置火上，放入白米、
　 小米和適量水，大火燒
　 沸後改小火熬煮。

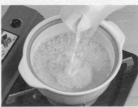

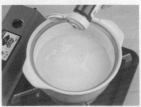

❸ 待米粒脹開時，放入
　 牛奶，煮沸後改小火
　 熬煮。

❹ 適當攪拌，待粥煮熟爛
　 後，放溫，加入少量蜂
　 蜜即可。

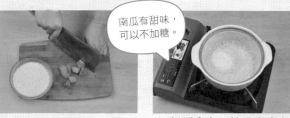

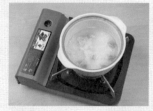

❶ 小南瓜去皮、瓤，洗淨，切成小塊；白米洗淨，浸泡 30 分鐘。

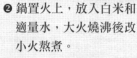

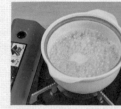

❷ 鍋置火上，放入白米和適量水，大火燒沸後改小火熬煮。

❸ 放入南瓜，小火繼續熬煮 10 分鐘。

❹ 放入燕麥，小火熬煮 10 分鐘即可。

燕麥南瓜粥

　　燕麥富含豐富的膳食纖維，有助於消化，性味甘平。能益脾養心、斂汗。燕麥還含有高黏稠度的可溶性纖維，能延緩胃的排空，增加飽腹感，控制食慾。南瓜含有豐富的鈷，能活躍代謝、促進造血功能，是人體細胞所必需的微量元素。

準備時間
30 分鐘
煮粥時間
40 分鐘
用餐人數
3 人

主料
燕麥 30 克
南瓜 80 克
白米 100 克

名老中醫方：
每天早晚喝一小碗，連喝 7 天。

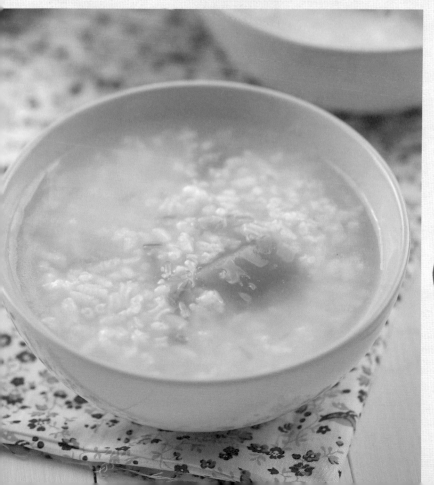

胃反酸對症其他粥品

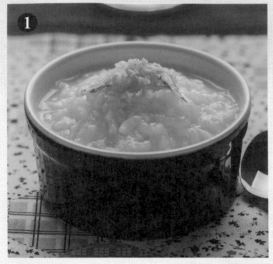

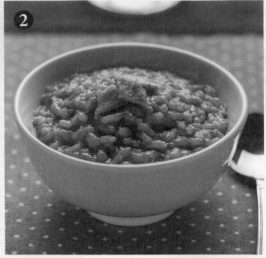

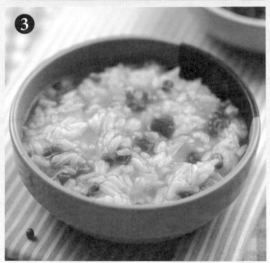

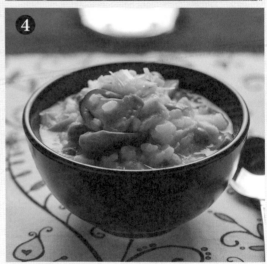

1 桃仁當歸粥
桃仁、當歸煎煮取汁；放入白米和
適量水，熬煮成粥。

2 黃芪粥
黃芪煎煮留汁；鍋置火上，放入白米
熬煮成粥；放入紅糖，攪拌均勻即可。

3 綠豆西瓜粥
綠豆用水浸泡4小時，與大米同
煮成粥，加入西瓜丁，煮沸即可。

4 草菇魚片粥
白米煮粥到九成熟，放入草菇、
鱈魚片，加鹽、蔥花調味即可。

5 秀珍菇小米粥

小米和適量水，煮成粥。加入秀珍菇，攪拌均勻，加鹽調味，煮熟後滴適量香油即可。

6 燕麥牛奶粥

燕麥和牛奶，先煮 15 分鐘，再放入白米小火繼續熬煮 20 分鐘即可。

7 西洋參蕎麥粥

蕎麥、白米、西洋參和適量水，待粥煮熟時，放入鹽調味，淋上香油即可。

8 薏仁紅豆粥

紅豆、薏仁、白米和適量水，大火煮沸後改小火。至紅豆、薏仁軟爛即可。

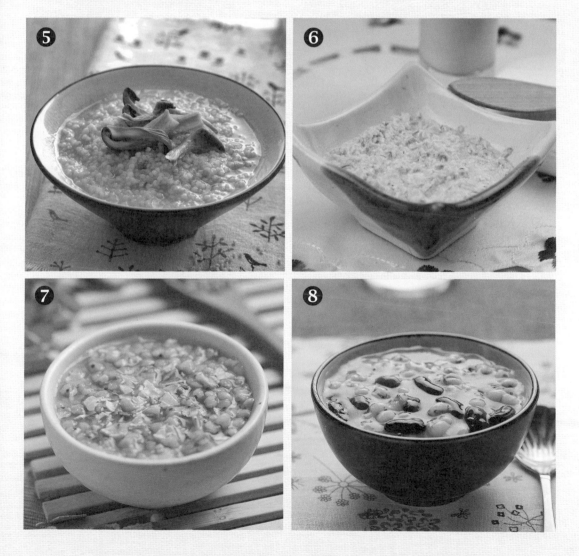

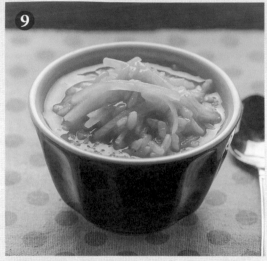

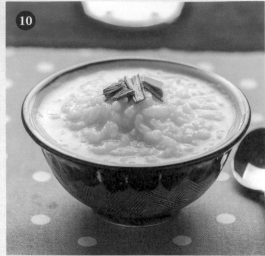

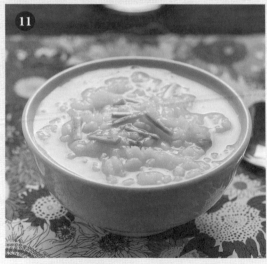

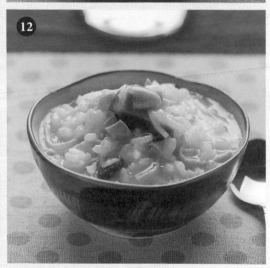

9 白蘿蔔糙米粥
糙米加適量水，燒沸後放入白蘿蔔絲，改小火熬至黏稠時，加鹽調味即可。

10 淡竹葉牛奶粥
淡竹葉煎煮取汁，加入白米熬煮至粥熟，放入牛奶，略煮片刻即可。

11 韭菜根粥
白米和適量水熬煮成粥，放入韭菜根，略煮片刻即可。

12 豆腐白果粥
白米、白果、豆腐、枸杞加水熬煮成粥，加鹽調味即可。

13 蒲公英粥

將蒲公英煎煮取汁，放入白米、冰糖和適量水，熬煮成粥。略煮片刻即可。

14 蝦皮粥

白米和適量水熬煮成粥，放入蝦皮、牛奶，略煮片刻。

15 蝦仁菠菜粥

白米和適量水熬煮成粥，放入蝦仁、菠菜，略煮片刻，加鹽調味即可。

16 南瓜牛奶粥

南瓜、白米、牛奶和適量水熬煮成粥即可。

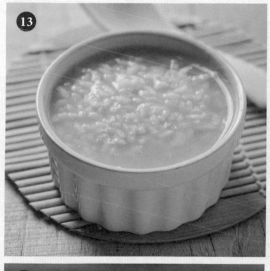

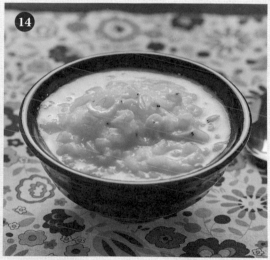

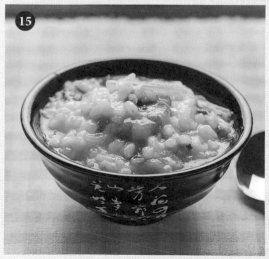

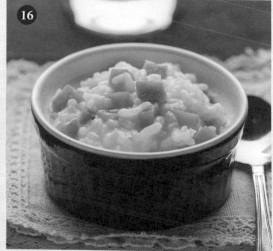

胃脹

　　胃脹是指患者感覺胃脘部脹滿，胸膈滿悶，常發生胃腸充氣，有過飽、鼓脹或輕微疼痛不舒服的感覺，甚至產生厭食等臨床症狀，往往是屬於胃氣一度失降，不需治療，待其胃氣自然順和即愈，如果反覆發作，或頻繁脹氣，則應及時治療。

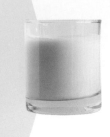

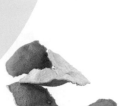

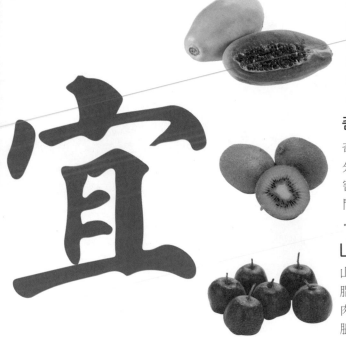

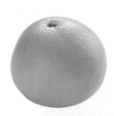

優酪乳

優酪乳除了含有牛奶的全部營養素外，突出的特點是含有豐富的乳酸，能將奶中的乳糖分解為乳酸。對於胃腸道缺乏乳酸酶或喝鮮牛奶容易胃脹、腹瀉的人，可改喝優酪乳。乳酸能抑制體內真菌的生長，可預防使用抗生素類藥物所導致的菌群失調。乳酸還可以防止腐敗菌分解蛋白質產生的毒物堆積。

橘皮

橘皮對消化的促進作用主要是由於其中含有的揮發油對消化道有刺激作用，可增加胃液的分泌，促進胃腸蠕動，避免產生胃脹氣。

木瓜

未成熟的木瓜含有兩種酶類，可分解脂肪為脂肪酸，可促進食物的消化和吸收。也可幫助蛋白消化，用於慢性消化不良以及胃炎。

奇異果

奇異果中含有較多膳食纖維和蛋白質分解酵素，可快速清除體內堆積的有害代謝產物，避免食物在胃中過長時間停留。

山楂

山楂含山楂酸等多種有機酸，並含解脂酶，入胃後能增強酶的作用，促進肉食消化，有助於膽固醇轉化，減少脹氣因素。

葡萄柚

葡萄柚中的酸性物質可幫助消化液增加，促進消化功能，營養也易被吸收。

大豆

大豆及豆製品中有數種抗營養因子，與胃腸道有關的主要有兩種，胰蛋白酶抑制素能抑制體內蛋白酶活動，如攝取過多，會影響對蛋白質的消化；豆類所含的寡糖如水蘇糖和棉子糖，被腸道細菌發酵，能分解產生一些氣體，它能使人產生胃腸道脹氣、腹瀉以及消化不良等現象。

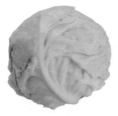

高麗菜

高麗菜富含大量維生素和膳食纖維，還有防癌、抗衰老的功效。但即使富含膳食纖維和多種營養素，也不能完全相信這些蔬菜是健康的。因為高纖維的蔬菜能幫助撐大你的胃容量，容易導致胃腸內多餘的氣體累積。

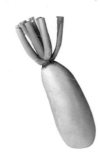

白蘿蔔

白蘿蔔屬涼性食物，富含葡萄糖、果膠、維生素 B 群、維生素 C、澱粉酶等物質。熟食可以促進消化、增強食慾、加快胃腸蠕動的作用。但它生吃會引起胃部脹氣，尤其是消化不好的人更應該注意，不要生吃白蘿蔔。

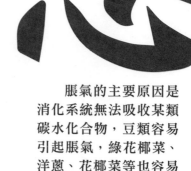

忌

脹氣的主要原因是消化系統無法吸收某類碳水化合物，豆類容易引起脹氣，綠花椰菜、洋蔥、花椰菜等也容易產生脹氣。

進食太快或邊走邊吃，容易吞進空氣；常用吸管喝飲料也會讓大量空氣進入胃部，引起腹脹。

番藷

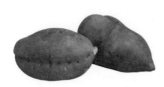

番藷中有較高含量的澱粉，這些豐富的澱粉、糖類、纖維素，外加吃進去的肉食，經身體中細菌充分發酵之後，會產生多量的硫化氫、氨氣，如一時排不出去，便會引起胃腸道脹氣。

冰淇淋

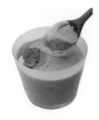

像冰淇淋、冰棒、冰冷飲料等生冷食物如果吃得過多，就會影響胃腸功能的正常運轉，造成食物很難消化，容易損傷脾胃。

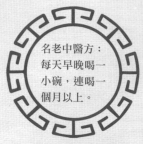

名老中醫方：
每天早晚喝一
小碗，連喝一
個月以上。

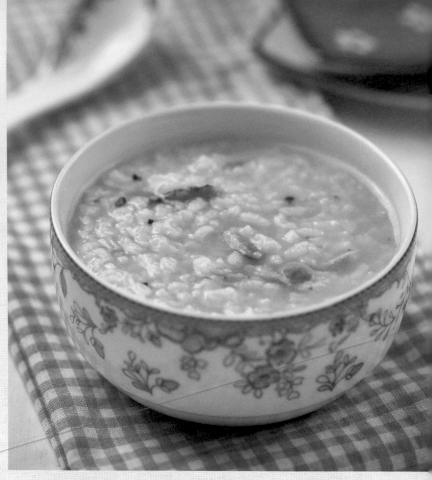

準備時間
20 分鐘
煮粥時間
2 小時
用餐人數
1 人

主料	配料
白陳皮 6 克	生薑適量
砂仁 6 克	料酒適量
白朮 30 克	鹽適量
豬肚 1 個	
白米 50 克	

陳皮豬肚粥

　　陳皮為芸香科常綠
小喬木植物橘及其同屬
多種植物的成熟果實的
果皮，有理氣健脾、燥
濕化痰的功效，可以用
於治療脾胃不適、脹氣
等症。該粥具有健脾開
胃、促進食慾的功效。

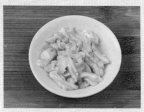

❶ 用鹽揉搓豬肚，除去黏
　液，沖洗乾淨，切絲。

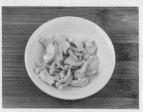

❷ 將豬肚絲用開水汆 3 分
　鐘，瀝乾。

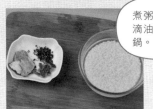

❸ 將白米洗淨，砂仁、陳
　皮、白朮洗去浮土。

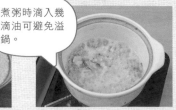

煮粥時滴入幾
滴油可避免溢
鍋。

❹ 所有材料放入砂鍋中，
　加入適量清水，小火煲
　2 小時，加鹽調味即可。

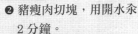

豬瘦肉也可用香菇等代替。

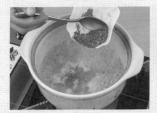

❶ 陳皮、木香烘乾，研成粉末；白米洗淨。

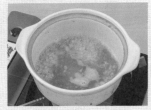

❷ 豬瘦肉切塊，用開水汆2分鐘。

❸ 上述材料放入砂鍋，加入適量清水，大火煮沸轉小火煲60分鐘。

❹ 放入白米熬煮至熟爛，加鹽調味即成。

陳皮木香瘦肉粥

　　木香具有健脾消食的功效，常用於腹瀉、食積不消、不思飲食等症狀，適合胃酸過少患者食用；而陳皮有行氣健脾、降逆止嘔、調中開胃等功效，適用於脾胃氣滯所致的脘腹脹滿、噯氣、噁心、嘔吐等症。兩者搭配，可消食行氣，健脾開胃。

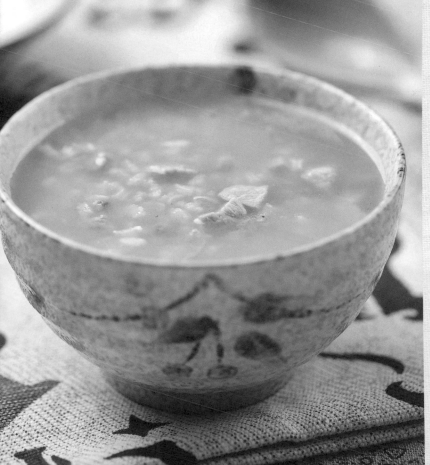

準備時間
15 分鐘
煮粥時間
60 分鐘
用餐人數
5 ～ 7 人
主料
陳皮 3 克
木香 3 克
豬瘦肉 300 克
白米 200 克

配料
鹽適量

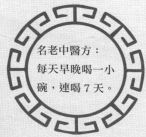

名老中醫方：
每天早晚喝一小碗，連喝7天。

胃脹對症其他粥品

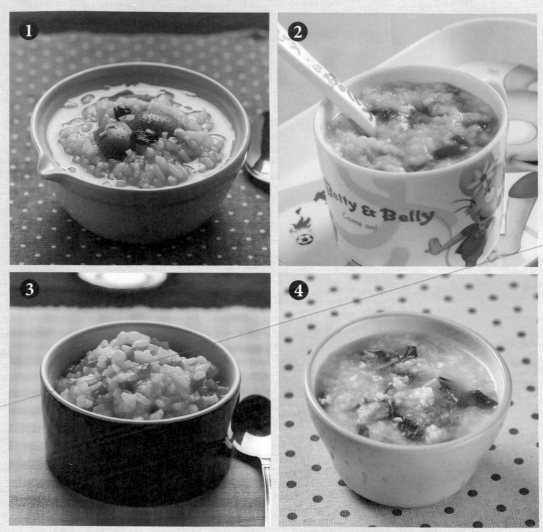

1 **山楂丹參粥**
丹參煎煮取汁，放入白米、山楂、桃仁同煮成粥即可。

2 **番茄粥**
將白糖、番茄丁、泡漲的西谷米放入鍋內煮開，加入玫瑰醬即可食用。

3 **枇杷粥**
枇杷、白米放入鍋中，大火煮沸後轉小火熬煮成粥後，加白糖即可食用。

4 **菠菜鴨肉粥**
白米和適量水，熬煮至粥稠，放入肉末，煮熟，入菠菜段，加鹽調味即可。

5 山藥粥

薏仁、山藥、白米一同熬煮成粥即可。

6 番茄牛肉粥

燒沸水，倒入牛肉餡，水開後撇去浮沫，倒入番茄及白米；至粥煮熟，加鹽調味即可。

7 砂仁枸杞粥

白米和適量水熬煮成粥。關火，加入搗成末的砂仁和枸杞即可。

8 花生山藥芝麻粥

放入花生、白米、熟芝麻和適量水熬煮成粥，倒入山藥，繼續煮10分鐘即可。

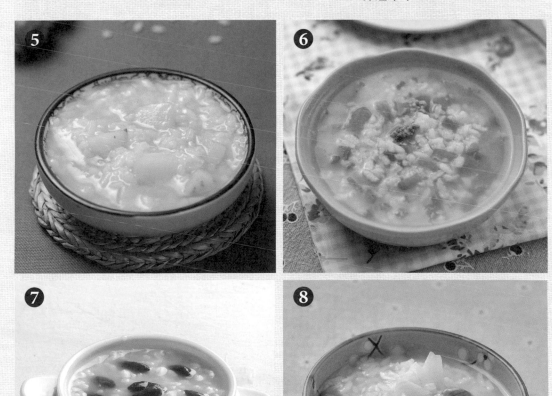

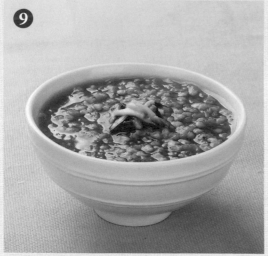

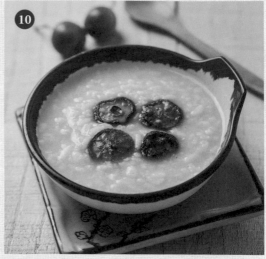

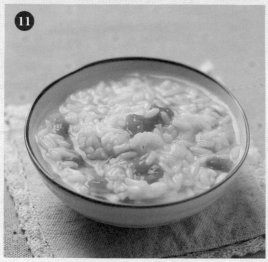

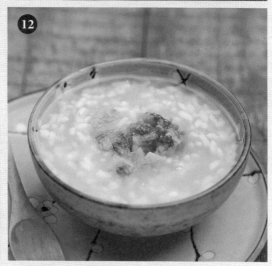

9 香菇紅米粥
蕎麥、紅米和適量水熬煮成粥，放入香菇絲，小火煮 10 分鐘，加鹽調味即可。

10 山楂粥
白米加適量水，燒沸後放入山楂，小火熬煮至粥熟爛時，加糖調味即可。

11 木瓜粥
白米加適量水，煮熟後放入木瓜。略煮片刻即可。

12 二果粥
白米熬煮成粥，放入無花果乾、腰果碎，小火熬煮至熟爛時，放入冰糖調味即可。

13 參芪粥

黨參、黃芪各 15 克，白朮 12 克，升麻、當歸各 6 克煎煮取汁，放入小米熬煮成粥即可。

14 魚片粥

白米 100 克加適量水，熬煮成粥，放入魚片、蔥花，加鹽調味，略煮片刻即可。

15 核桃葡萄乾粥

白米熬煮成粥。放入葡萄乾和核桃，略煮片刻即可。

16 山藥薏仁粥

薏仁和適量水熬煮成粥，放入山藥，熬煮至熟爛時，放入紅糖，攪拌均勻即可。

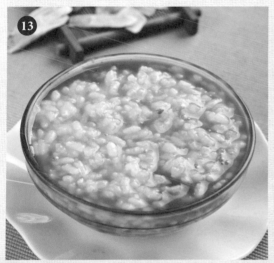

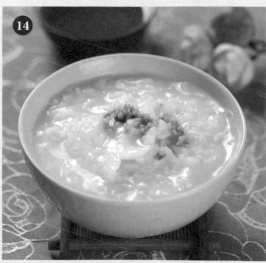

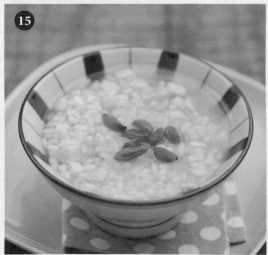

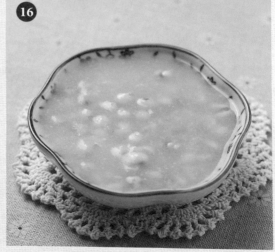

胃痛

胃痛，中醫病證名。多由外感寒邪、飲食所傷、情志不暢和脾胃素虛等病因而引發。西醫學的急性胃炎、慢性胃炎、胃潰瘍、十二指腸潰瘍、功能性消化不良、胃黏膜脫垂等病，以上腹部疼痛為主要症狀者，屬於中醫學胃痛範疇。

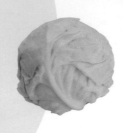

宜

高麗菜

高麗菜中含有某種潰瘍癒合因子，對潰瘍有著很好的治療作用，能加速創面癒合，是胃潰瘍患者的有效食品。對於由胃潰瘍引起的胃痛具有很好的治療效果。多吃高麗菜，還可增進食慾，促進消化，預防便祕。

小米

小米因加工程序不如大米精細，所以保存了更多的天然營養物質，它富含必需脂肪酸、維生素 B1、胡蘿蔔素和色胺酸等。另外小米還有健脾和胃、除煩止渴、利小便、除濕熱等功效。

艾葉

艾葉具有溫經止血、散寒止痛的功效。現代醫學的藥理研究表明，艾葉是一種廣譜抗菌抗病毒的藥物，對多種病毒、細菌都有抑制和殺傷作用。因此，對於寒性胃痛和某些細菌引發的胃痛，有一定的輔助治療效果。

南瓜

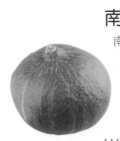

南瓜內含有維生素和果膠，果膠有很好的吸附性，能黏結和消除體內細菌毒素和其他有害物質，如重金屬中的鉛、汞和放射性元素，發揮解毒作用。保護胃黏膜，幫助消化。

紅棗

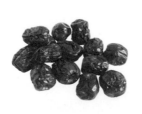

紅棗富含豐富的維生素、胺基酸，能調節人體新陳代謝，增強骨髓造血功能，中醫上講紅棗有補氣益血、健脾胃之功效，適量食用紅棗能夠增強胃動力，減輕胃部負擔，減緩胃痛的症狀。

綠豆

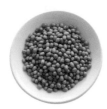

綠豆性寒，過量食用綠豆會導致胃寒及脾胃虛弱引起的慢性胃炎等消化系統疾病。因為綠豆中含有大量大分子蛋白，不易被消化。胃腸消化功能不好的人，很難在短時間內消化掉綠豆蛋白，容易因消化不良導致腹瀉、腹痛等。

糯米

糯米難以消化，會滯留在胃裡，時間久了會刺激胃壁細胞及胃幽門的細胞，加重胃酸分泌，胃潰瘍患者食用後會使疼痛加劇，甚至誘發胃穿孔等。

芥菜

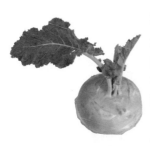

芥菜類蔬菜常被製成醃製品食用，有開胃消食的作用，但是芥菜醃製後含有大量的鹽分，容易產生大量的亞硝酸鹽。亞硝酸鹽入侵失去黏液保護的胃黏膜，會促使胃黏膜細胞局部癌變。

檸檬

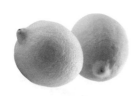

檸檬含有豐富的菸鹼酸和有機酸，會刺激胃腸黏膜，引起胃潰瘍、胃炎等，而且檸檬本身的酸度也很強，胃潰瘍患者食用檸檬，會導致潰瘍面積擴大，加重病情。

烤肉

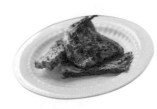

經過烤製的肉不易消化，會加重胃腸負擔；而且肉在烤製的過程中，還加入了孜然、辣椒、胡椒等刺激性的調味料，會刺激胃腺體分泌胃酸，過多的胃酸會損傷胃黏膜。

四季豆

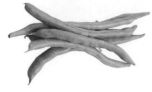

四季豆在消化吸收的過程中會產生過多的氣體，產生腹脹，不利於慢性胃炎患者的病情；四季豆的顆粒中含有一種毒蛋白，生吃或不完全熟就吃都會導致腹瀉、嘔吐的現象，加重胃炎的病情。

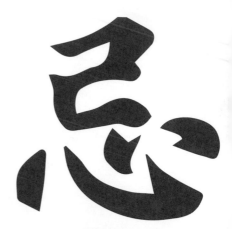

忌暴飲暴食、饑飽不勻；胃痛持續不已者，應在一定時期內進流質飲食或半流質飲食，少食多餐，以清淡、易消化的食物為宜。

忌粗糙多纖維飲食，儘量避免食用濃茶、咖啡、菸酒和辛辣味等。

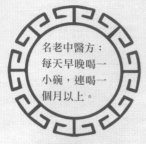

名老中醫方：
每天早晚喝一
小碗，連喝一
個月以上。

準備時間
2 小時
煮粥時間
60 分鐘
用餐人數
3 ～ 4 人

主料
小米 100 克
紅豆 15 克
配料
紅糖適量

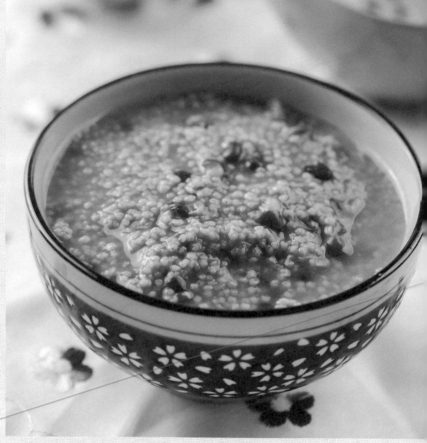

小米紅豆粥

　　小米中維生素 B1
和碳水化合物能刺激
胃腸蠕動，改善消化
不良，具有健胃除熱、
促進消化的功效；紅
豆能清熱解毒、健脾
益胃、利尿消腫、通
氣除煩等，二者一起
煮粥能健胃腸、促消
化、滋陰養血、補血，
緩解胃部不適。

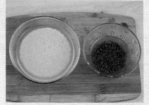

❶ 小將小米洗淨；紅豆洗
淨，用清水浸泡 2 小
時，泡漲為止。

❷ 將泡好的紅豆倒入鍋
中，加清水煮至半熟，
用筷子戳開沒有硬心。

紅糖可用白糖
代替，但效果
不如紅糖。

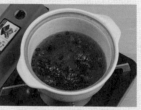

❸ 將小米倒入鍋中，煮至
米粒、紅豆熟爛綿軟。

❹ 關火後用紅糖調味即可。

食用此款粥要小心魚刺。

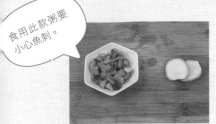

① 鯽魚洗淨，切塊，生薑洗淨，切片。

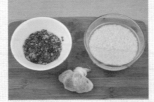

② 艾葉、陳皮、白米分別洗淨，艾葉、陳皮放入紗布包中。

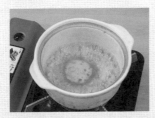

③ 將紗布包煎煮藥汁，取汁加白米和適量水熬煮成粥。

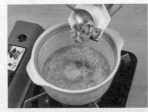

④ 將鯽魚塊、薑片放入粥中，煮熟加調味料調味即成。

艾香陳皮鯽魚粥

　　艾葉具有溫經止血，散寒止痛的功效。鯽魚利水消腫，益氣健脾。鯽魚肉質細嫩，營養價值高，肉中硒元素豐富，可有效保護胃黏膜，預防消化系統病變，可以緩解胃潰瘍等引起的胃痛。陳皮理氣健脾。此粥有清熱化濕、和中止痛的功效。

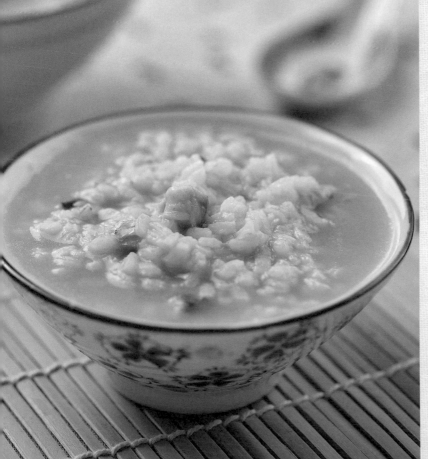

準備時間
30 分鐘
煮粥時間
50 分鐘
用餐人數
3 人

主料
鯽魚 1 尾
艾葉 5 克
陳皮 5 克
白米 100 克
配料
生薑適量
料酒適量
鹽適量

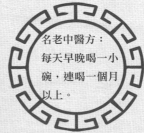

名老中醫方：
每天早晚喝一小碗，連喝一個月以上。

胃痛對症其他粥品

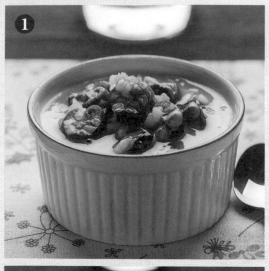

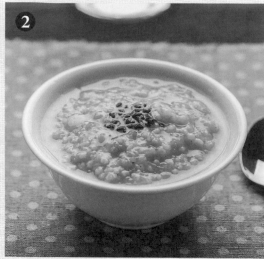

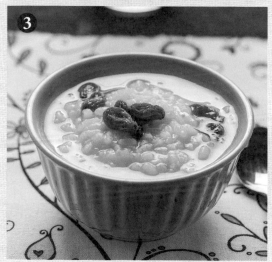

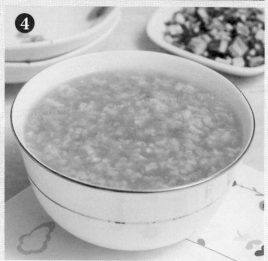

1 ### 鱔魚白米粥
白米熬煮成粥，放入鱔魚、山藥、薑末，待粥煮熟時，加鹽調味即可。

2 ### 南瓜芝麻粥
將小米、南瓜一同熬煮成粥，煮熟後加入炒熟的黑芝麻。

3 ### 葡萄乾粥
白米煮成粥，放入葡萄乾，小火熬煮。待粥煮熟即可。

4 ### 大麥粥
大麥和適量水熬煮成粥，粥將熟時，加少許胡蘿蔔丁、薑末煮熟，加鹽調味即可。

5 紅豆花生芝麻粥

將紅豆、花生、白米、紅棗、芝麻、紫米和適量的水放入鍋中，小火熬煮成粥。待粥煮至黏稠時，放入紅糖調味即可。

6 栗子粥

白米熬煮成粥，放入栗子，煮至熟爛時，紅糖調味即可。

7 鮮蝦粥

白米和適量水熬煮成粥，放入鮮蝦，加料酒、食用油，加韭菜花中火煮開，加鹽調味即可。

8 羊肉粥

羊肉加適量水，煲成湯。放入白米中火煮成粥，放入鹽、胡椒粉，中火繼續煮 5 分鐘即可。

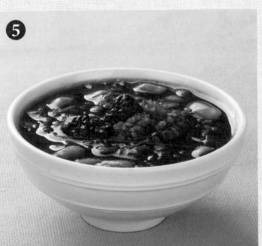

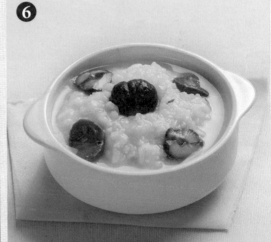

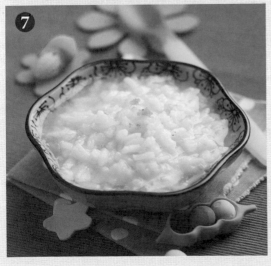

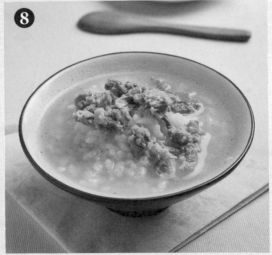

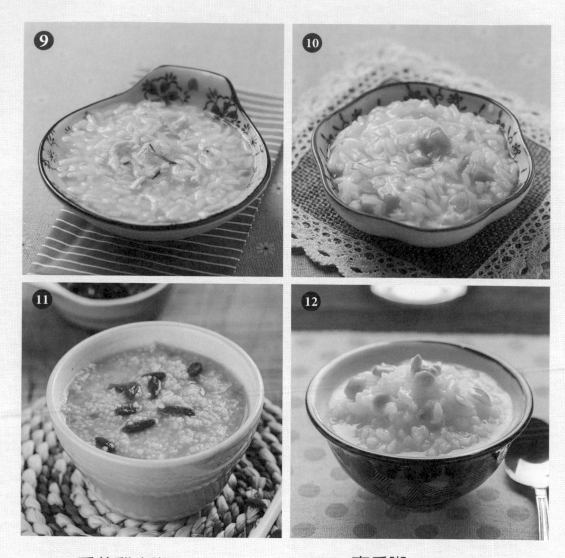

9 香菇雞肉粥

白米加適量水熬煮成粥，放入雞肉和香菇，小火煮 10 分鐘，加鹽調味，撒上蔥花即可。

10 南瓜粥

南瓜、白米、燕麥和適量水，小火熬煮成粥。

11 枸杞小米粥

白米、小米和適量水，熬煮至米粒漲開時，加入適量的枸杞，略煮片刻即可。

12 川貝杏仁粥

川貝、杏仁、白米熬煮至熟爛，放溫後加蜂蜜調味即可。

13 百合枇杷粥

小米和適量水，熬煮成粥，放入百合、枇杷、藕片，待粥煮至黏稠時，關火即可。

14 魚肉豆腐粥

白米、魚肉和適量水，煮至粥黏稠，放入豆腐，小火略煮，加鹽調味即可。

15 荸薺豬肺粥

豬肺、白米和適量水熬煮成粥，放入荸薺塊，小火略煮片刻，加鹽調味，關火即可。

16 白蘿蔔葛根粥

白米加適量高湯，熬煮至粥熟。放入白蘿蔔、葛根粉漿，煮至白蘿蔔軟爛即可。

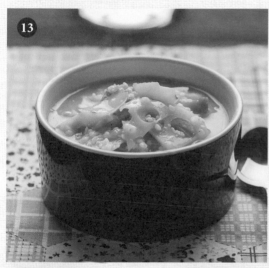

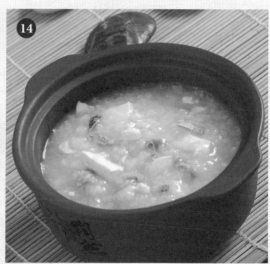

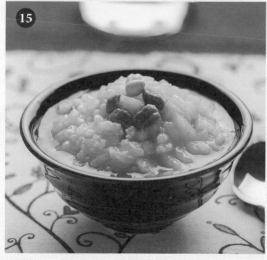

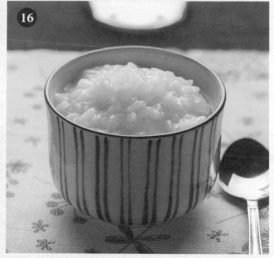

嘔吐

嘔吐是指胃失和降，氣逆於上，迫使胃中之物從口中吐出的一種病證。嘔吐可以出現於多種疾病之中，如西醫學的神經性嘔吐、急性胃炎、心因性嘔吐、胃黏膜脫垂症、幽門痙攣、幽門梗阻、賁門痙攣、十二指腸壅積症等。

宜

生薑

生薑的主要化學成分薑烯酚、薑辣素不僅具有明顯的健胃及保護胃黏膜作用，而且對胃腸運動有明顯的促進作用；從生薑中分離出來的薑油酮及薑烯酚酮混合物可使腸道鬆弛，蠕動減弱。生薑的有效成分薑酮及薑烯酚酮具有很強的末梢性鎮吐作用；此外，薑酚、薑烯酚酮又有鎮靜、鎮痛作用。

白荳蔻

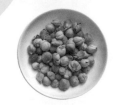

白荳蔻為薑科植物。味辛、性溫，歸肺、脾、胃經，具有化濕行氣、溫中止嘔、開胃消食的功效。

白茅根

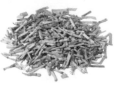

白茅根味甘、性寒，有涼血止血、清熱解毒的功效，可用於治療熱病煩渴、胃熱嘔噦、肺熱咳嗽，以及血熱妄行所致的吐血、衄血、尿血等。

鳳梨

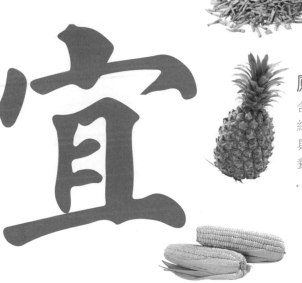

含有大量的果糖、葡萄糖、維生素 B 群、維生素 C，磷、檸檬酸和蛋白酶等物質，具有清暑解渴、消食止嘔、補脾胃、祛濕、養顏瘦身等功效。

玉米

玉米中含有粗纖維，此外還含有亞油酸、多種礦物質、維生素及大量鎂，鎂可以加強胃蠕動，促進機體廢物的排泄。

蘑菇

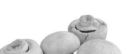

是由菌絲和子實體兩部分組成，營養豐富，富含人體必需胺基酸、礦物質、維生素和多醣等營養成分，是一種高蛋白、低脂肪的營養保健食品。

馬齒莧

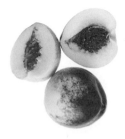

馬齒莧對痢疾桿菌、大腸桿菌、金黃色葡萄球菌等多種細菌都有強力抑制作用，有「天然抗生素」的美稱，但是馬齒莧性酸寒，入心經走血分，脾胃虛弱的人吃了，會造成胃腸負擔，而引起胃炎。

桃子

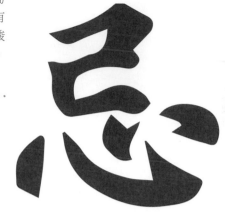

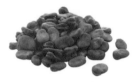

桃子中含有大量的大分子物質，不容易消化，胃腸功能較弱的慢性腸炎患者食用可增加胃腸的負擔。而且，桃子性溫，多食易助上火，濕熱性的慢性胃炎患者應慎食。

脾胃素虛者，飲食不宜過多，同時勿食生冷瓜果等，禁服寒涼藥物。若胃中有熱者，忌食肥甘厚膩、辛辣香燥、醇酒等物品，禁服溫燥藥物，戒菸。

蠶豆

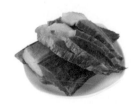

蠶豆質地較硬，不容易消化，對於伴有消化不良、胃腸功能差等症狀的胃病患者來說，無疑是加重了胃腸的消化負擔，加重了胃病的病情，同時還有可能損傷胃黏膜，引發胃炎。

臘肉

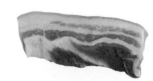

臘肉在製作的過程中，肉中的脂肪可能會發生酸敗，產生令人不愉悅的味道，引起嘔吐等現象，並且肉中的很多維生素和微量元素都已喪失，如維生素 B1、維生素 B2、菸鹼酸、維生素 C 等。

肥肉

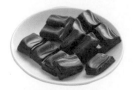

肥肉含有很多脂肪，脂肪不容易消化，而且有潤滑腸道的作用，因此食用肥肉會增加胃腸道的消化負擔。而且高脂肪膳食會降低食慾，引起嘔吐患者的厭煩，從而加重症狀。

巧克力

巧克力的脂肪含量很高，過多攝取脂肪會延遲胃排空，加重胃的消化負擔；巧克力的含糖量也極高，會刺激胃酸的分泌，使胃酸增加。

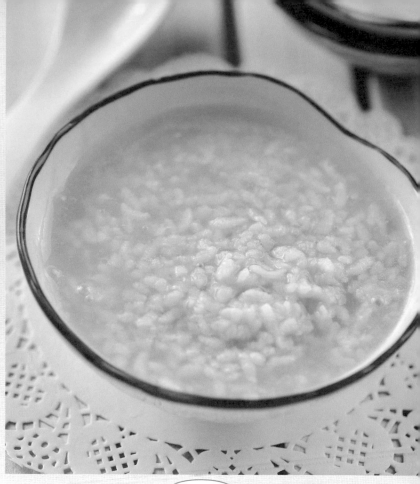

準備時間
30 分鐘
煮粥時間
1 小時
用餐人數
2 人

主料
白茅根 15 克
白米 100 克

白茅根粥

白茅根性寒、味甘，有涼血止血、清熱解毒的功效，可用於治療熱病煩渴、胃熱嘔噦、肺熱咳嗽，以及血熱妄行所致的吐血、衄血（非外傷所致的某些部位的外部出血）、尿血等。白米有補脾和胃，促消化的作用。此粥還可以清熱潤肺，生津化痰。

脾胃虛寒者不
宜食白茅根粥。

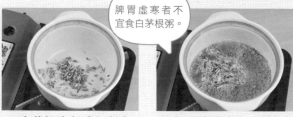

❶ 白茅根洗去浮土洗淨，放入砂鍋中。

❷ 加入適量清水，大火煮沸轉小火煲 1 小時，取湯即可。

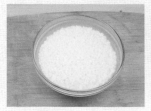

❸ 白米洗淨，浸泡 30 分鐘。

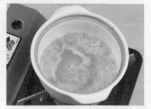

❹ 白米加適量水和藥汁一同熬煮成粥。

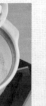

切雞胸肉前,用刀拍兩下,能讓雞肉更嫩滑。

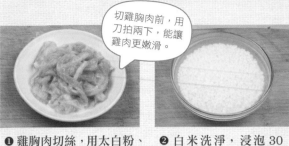

❶ 雞胸肉切絲,用太白粉、鹽和料酒醃製片刻。

❷ 白米洗淨,浸泡 30 分鐘。

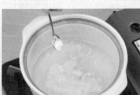

❸ 鍋中放入白米和適量水,燒沸後放入雞胸肉,熬煮至八成熟時放入玉米粒。

❹ 待粥煮熟時,加鹽調味,最後再放入芹菜碎即可。

雞肉玉米粥

　　玉米中的維生素 B6、菸鹼酸以及豐富的纖維素,能刺激胃腸蠕動,健胃止嘔,促進膽固醇的代謝,加速腸內毒素的排出,可防治胃病嘔吐、便祕、胃癌等。雞肉補中益氣,能輕身涼血,對熱性體質的人有好處。該粥可以補中益氣、輕身涼血。

準備時間
30 分鐘
煮粥時間
30 分鐘
用餐人數
3 人

主料
雞胸肉 100 克
白米 100 克
玉米粒 40 克
配料
芹菜碎適量
鹽適量
料酒適量
太白粉適量

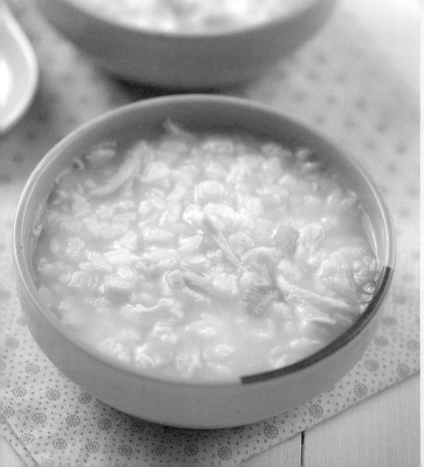

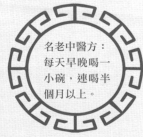

名老中醫方:每天早晚喝一小碗,連喝半個月以上。

嘔吐對症其他粥品

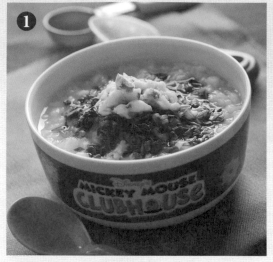

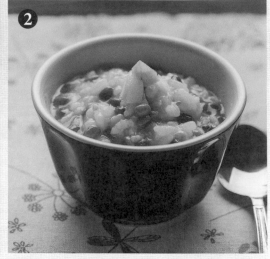

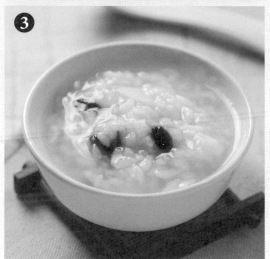

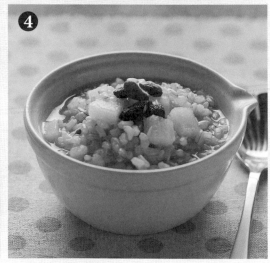

1 鮮蝦菠菜粥

白米和適量水，熬煮成粥；將煸炒好的鮮蝦、菠菜放入煮好的粥裡，略煮，加鹽調味。

3 葛根山藥粥

將白米、山藥和適量水，煮至六成熟時，放入葛根粉和枸杞適量，熬煮成粥即可。

2 荸薺綠豆粥

荸薺、冰糖、檸檬汁煮成湯汁。白米煮成米粥，放入蒸熟的綠豆和荸薺湯汁即可。

4 山藥糙米粥

山藥、糙米、枸杞子和適量水共同熬煮成粥即可。

5 生薑粥

白米熬煮成粥，放入生薑片，略煮片刻即可。

6 白扁豆桂花粥

將白扁豆、芡實、白米和水，熬煮至熟爛，加入乾桂花略煮片刻。

7 黑芝麻核桃粥

白米加水熬煮成粥。放入核桃仁和黑芝麻，煮至黏稠即可。

8 綠豆芽雞肉粥

雞肉和綠豆芽，快速翻炒幾下。放入白米和適量水，大火燒沸後改小火熬煮成粥，加蔥、鹽調味即可。

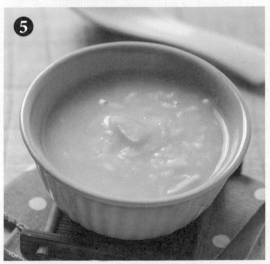

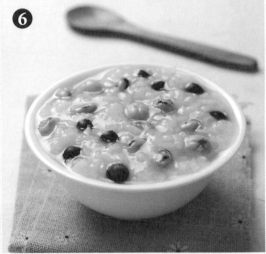

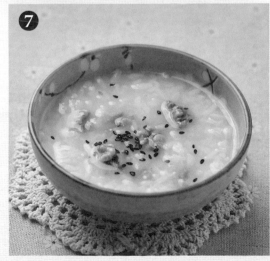

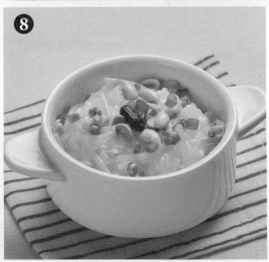

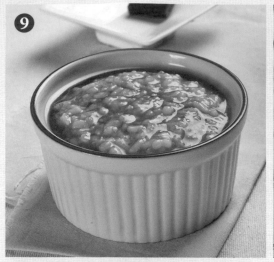

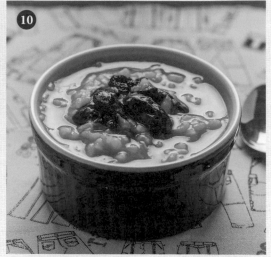

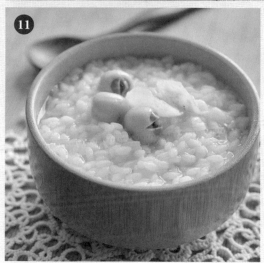

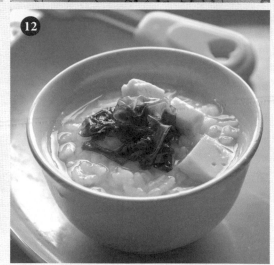

9 阿膠白米粥
白米加水熬煮成粥，放入融化的阿膠，再加些紅糖即可。

10 何首烏紅棗粥
白米加水，熬煮成粥，加入何首烏汁、紅棗，煮熟即可。

11 百合蓮子粥
白米、乾百合、蓮子小火煮至粥熟爛。早晚各一次。

12 紫四季豆腐白米粥
白米、豆腐和適量水，熬煮至熟，放入鹽調味。加入乾紫菜，略煮片刻。

13 玫瑰粥

白米和適量水熬煮 20 分鐘。放入玫瑰花和冰糖，小火煮熟，晾涼後放入蜂蜜即可。

14 丹參紅花粥

當歸、紅花、丹參各 10 克煎煮取汁；糯米放入藥汁，小火熬煮成粥即可。

15 當歸香附粥

當歸、香附煎煮取汁。放入白米小火熬煮，待粥煮熟時，放入藥汁，略煮片刻即可。

16 白扁豆山藥粥

白米、白扁豆、山藥一同熬煮成粥，放入白糖，攪拌均勻即可。

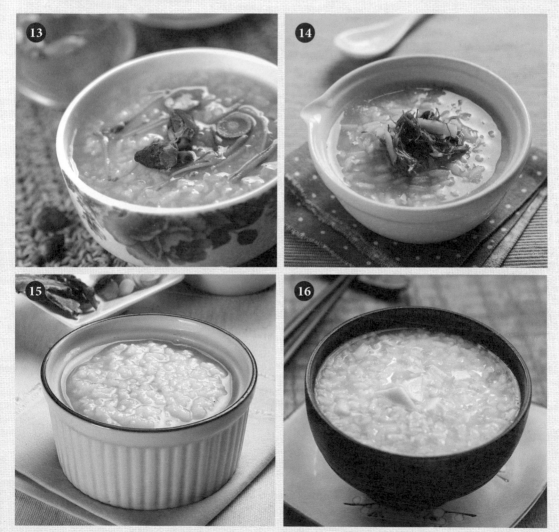

食慾缺乏

食慾缺乏是指進食的慾望降低，完全不想進食則稱厭食。食慾缺乏常見於急性、慢性胃炎，胃癌，神經性厭食，化療藥物的副作用等胃病及其他疾病。

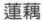

宜

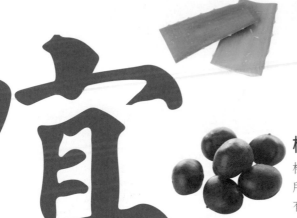

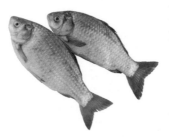

蓮藕

蓮藕中含有黏液蛋白和膳食纖維，能與人體內膽鹽，食物中的膽固醇及三酸甘油酯結合，使其從糞便中排出，從而減少脂類的吸收。蓮藕含有鞣質，有一定健脾止瀉作用，能增進食慾，促進消化，開胃健中，有益於胃納不佳、食物缺乏者恢復健康。

番茄

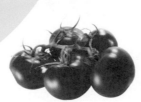

小番茄中所含的蘋果酸、檸檬酸等有機酸，能促使胃液分泌，及脂肪和蛋白質的消化。增加胃酸濃度，調整胃腸功能，有助於胃腸疾病的康復。

蘆薈

蘆薈中的蘆薈大黃素苷、蘆薈大黃素等有效成分起著增進食慾、使大腸緩瀉的作用。蘆薈中含有多種植物活性成分及多種胺基酸，維生素，多糖和礦物質成分，其中蘆薈素可以極好地刺激小腸蠕動，把腸道毒素排出去。

榛子

榛子本身的香味具有開胃的作用，它本身所含的溶脂性維生素易於被人體吸收，具有滋補的效果。榛子含有豐富的纖維素，不僅能夠促進消化，還能防治便祕。

鯽魚

鯽魚有健脾利濕，和中開胃，活血通絡、溫中下氣之功效，對脾胃虛弱、水腫、潰瘍、氣管炎、哮喘、糖尿病有很好的滋補食療作用。鯽魚中硒元素豐富，可有效保護胃腸黏膜，預防消化系統病變。

濃茶

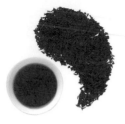

濃茶會刺激胃的腺體分泌胃酸，破壞胃黏膜屏障，擴大潰瘍的面積；濃茶會稀釋胃液，降低胃液的濃度，影響胃的正常消化功能，從而引起消化不良、食慾缺乏等症狀，加重胃炎的病情，因此慢性胃炎患者一定要注意不能喝濃茶。

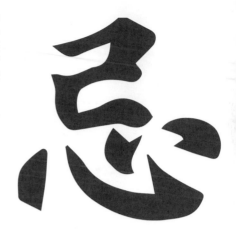

忌吃高脂肪食物，如堅果、肥肉等。

忌吃辛辣刺激、脹氣不消化、堅硬油膩的食品，烹飪時不宜放桂皮、花椒等香辛調料。

豬腳

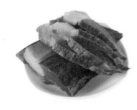

豬腳中含有豐富的蛋白質，同時脂肪和膽固醇含量也非常高，長期食用或大量食用會提高心腦血管患者的血壓、血脂、血糖指數，加重心腦血管病症狀。此外，由於豬腳中含有大量脂肪，不易消化，消化功能弱、有發熱或鬱熱體質的人也不宜多食。

臘肉

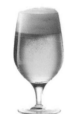

食慾缺乏患者在飲食中應選擇細軟、清淡、易消化的食物，而臘肉在燻製的過程中加入了大量的鹽，也加入了一些刺激性的調料，很容易刺激胃，加重食慾缺乏患者的病情。而且經過燻製後的臘肉，變得很硬，也不利於消化。

酒

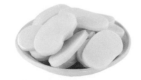

酒精可損傷舌頭上專管味覺的味蕾；酒精也可直接損傷胃黏膜，如果患有潰瘍病、慢性胃炎，酗酒會加重病情，甚至造成胃和十二指腸穿孔。

年糕

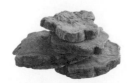

年糕多用糯米製作而成，難以消化，會滯留在胃裡，食物停留時間過長，輕則造成黏膜損傷，重則造成胃穿孔。

大黃

大黃可用於胃腸實熱積滯、大便祕結、腹脹腹痛等症狀，但是大黃的洩瀉功效較強，脾胃虛弱的人吃多了容易損傷胃腸。

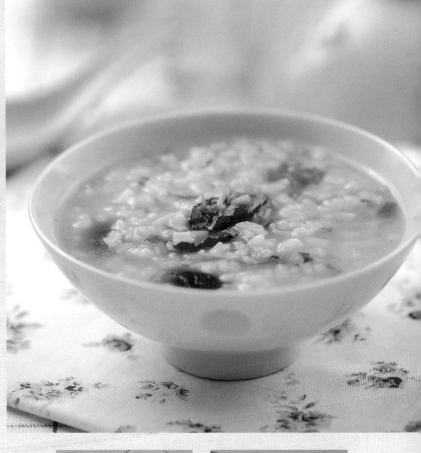

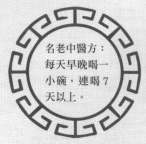

名老中醫方：
每天早晚喝一
小碗，連喝 7
天以上。

準備時間
30 分鐘
煮粥時間
1 小時
用餐人數
2 人

主料	配料
羊骨 1 根	薑片適量
紅棗 2 枚	蔥末適量
白米 100 克	香菜末適量
	鹽適量

羊骨滋補粥

　　羊骨味甘、性溫，
有補中益氣、補腎強筋
的作用，適用於體虛、
胃下垂、食慾缺乏者。
羊骨中含有磷酸鈣、碳
酸鈣、骨膠原等成分，
其中鋅、銅等微量元素
能夠調節神經細胞的內
抑制過程，提升心情愉
悅程度。

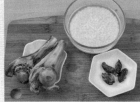

❶ 羊骨剁成兩段；紅棗去
核；白米洗淨，浸泡 30
分鐘。

❷ 羊骨、薑片和適量水放
入鍋中，大火燒沸後改
小火熬煮。

配料可依個人口
味變化。

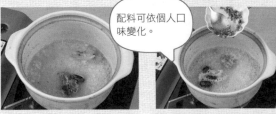

❸ 待湯煮至濃稠時，取出
羊骨，放入白米、紅棗，
大火燒沸後改小火。

❹ 待粥煮熟時，放入蔥
末、香菜末，加鹽調味
即可。

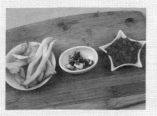

❶ 菱角煮熟，去殼取仁，切塊；番茄洗淨，切碎；香菇洗淨，切條。

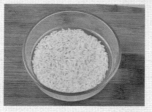

❷ 白米洗淨，浸泡30分鐘。

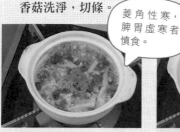

菱角性寒，脾胃虛寒者慎食。

❸ 上述材料放入砂鍋中，加入適量清水，大火煮沸。

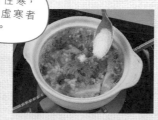

❹ 再轉小火煲30分鐘，加鹽調味即可。

菱角番茄蘑菇粥

菱角是水生植物菱的果實，味甘澀、性寒，有健脾利濕、解內熱的功效；番茄中的蘋果酸和檸檬酸能增加胃液的酸度，調整胃腸功能。這款粥具有清熱祛濕，促消化的功效。

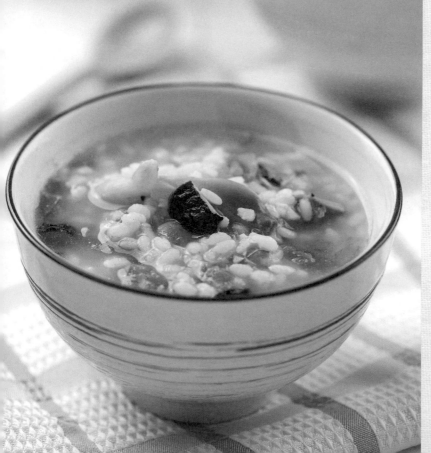

準備時間
30 分鐘
煮粥時間
40 分鐘
用餐人數
3 人

主料
菱角 5 個
番茄 1 個
香菇 50 克
白米 100 克
配料
鹽適量

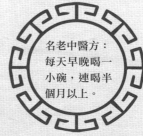

名老中醫方：每天早晚喝一小碗，連喝半個月以上。

食慾缺乏對症其他粥品

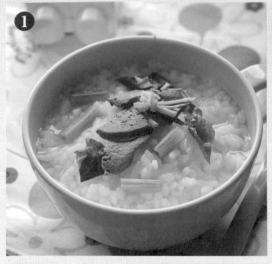

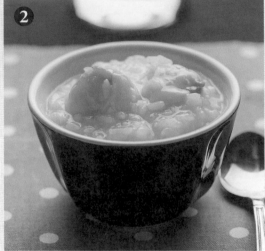

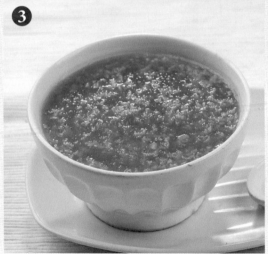

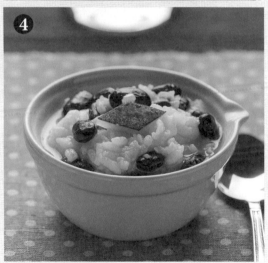

1 豬肝粥
白米熬煮到九成熟，放入豬肝片，煮熟，撒入菠菜段煮熟，加鹽調味即可。

2 荔枝粥
白米加適量水，煮至九成熟時，放入荔枝，煮至粥熟，放入冰糖，攪拌均勻即可。

3 紫莧菜粥
白米煮至熟爛，放入莧菜，熬煮 5 分鐘，加鹽調味即可。

4 冬瓜皮黑豆粥
黑豆、白米熬煮成粥，加入冬瓜皮煎煮的汁液即可。

5 大豆粥

大豆、小米和高湯，熬煮成粥。待大豆煮熟時，放入白芝麻，加鹽調味即可。

6 芡實瘦肉薏仁粥

白米、薏仁、芡實熬煮成粥。放入玉米粒、豬肉丁，煮至熟爛時，加鹽調味即可。

7 羊腎粥

白米熬煮成粥，放入羊腎、韭菜、枸杞子，小火熬煮至熟爛時，加鹽調味即可。

8 黑豆泥鰍粥

黑豆、白米加水熬成粥，放入泥鰍和薑片，小火繼續煮至熟爛時，加鹽調味，關火即可。

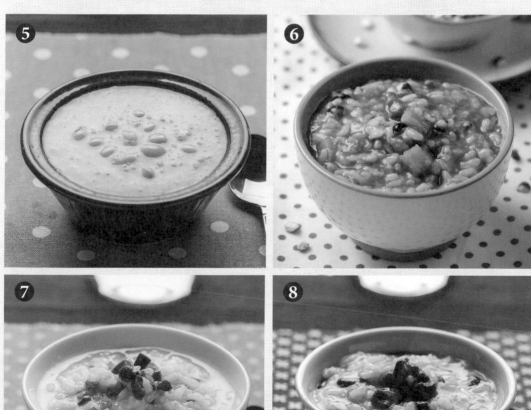

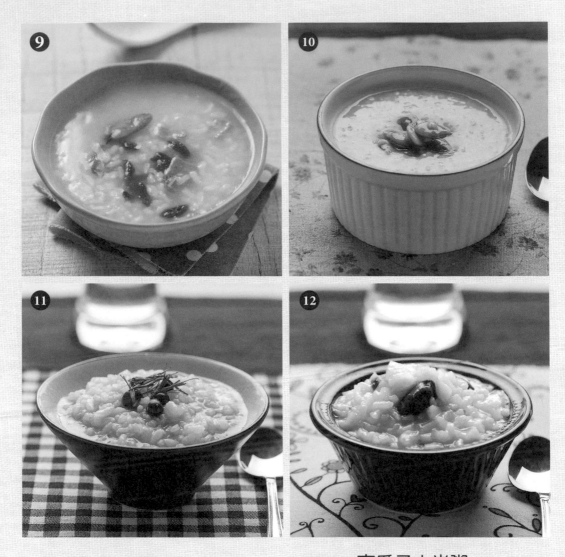

9 枸杞鵪鶉粥
白米熬煮成粥，放入鵪鶉肉，待粥煮熟時，撒上枸杞加鹽調味。

10 南瓜子小米粥
小米熬煮成粥，放入南瓜子，略煮片刻即可。

11 蓮鬚芡實粥
蓮鬚、芡實煎煮取汁。加入白米和適量水，熬煮成粥即可。

12 雪梨栗子粥
白米、栗子和適量水，熬煮成粥。放入雪梨，略煮片刻即可。

13 柿餅粥
薏仁加水熬煮至粥熟，加入柿餅丁，略煮即可。

14 金針菇青菜粥
白米熬煮成粥，放入金針菇和青菜，略煮片刻，加鹽調味即可。

15 黃芪地黃粥
雞塊、黃芪、熟地黃和適量水，熬煮成雞湯。放入白米，熬煮成粥，加鹽調味即可。

16 茯苓益智粥
白米熬煮成粥，放入茯苓和益智仁粉，略煮片刻即可。

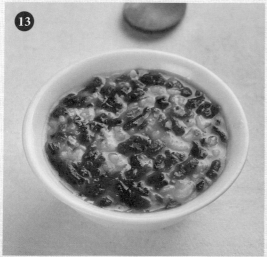

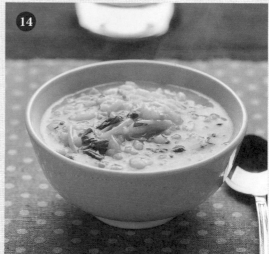

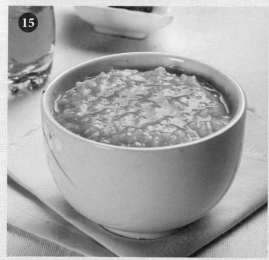

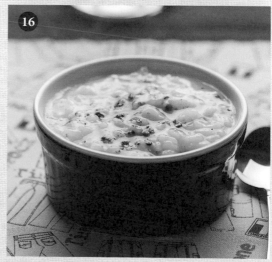

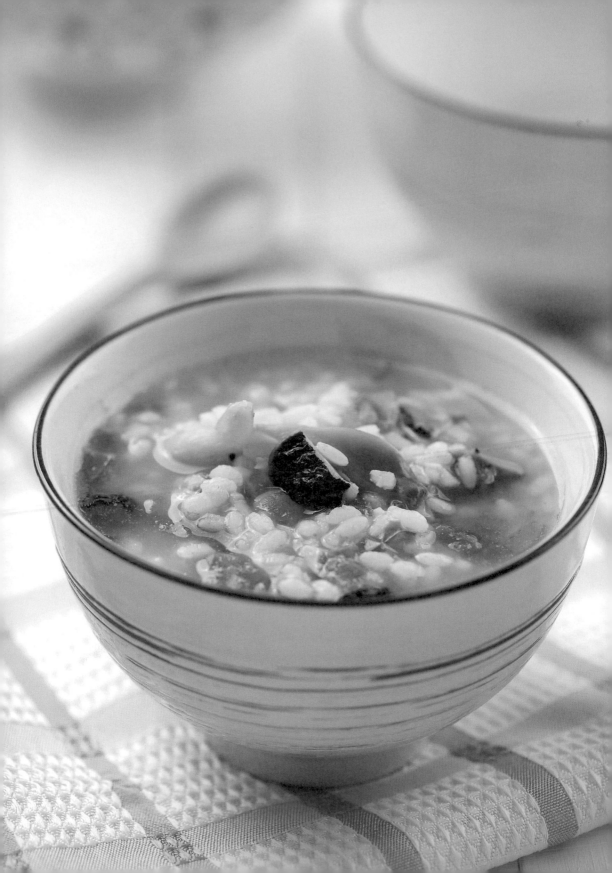

第四章

胃病合併其他慢性病，喝粥都能養

胃病本來就已經夠讓人頭痛的了，如果還伴隨著糖尿病、高血壓、高脂血症、痛風等慢性病，真是更讓人頭大了，這下吃東西更要小心翼翼了。不用怕，這一章我們就來看看胃病合併其他疾病應該怎麼喝粥。

胃病合併糖尿病

胃病合併糖尿病常表現為腹瀉或便祕，或腹瀉與便祕交替出現。腹瀉多數是間歇性的，少數是連續的，多在白晝腹瀉，只有少數患者在夜間腹瀉。有些患者還伴有自主神經功能異常的其他表現，如小便失禁、陽痿、多汗等。

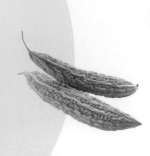

苦瓜

苦瓜含一種類胰島素的物質，能使血液中的葡萄糖轉換為熱量，降低血糖，故被稱為「植物胰島素」。長期食用，可以減輕人體胰島器官的負擔。苦瓜的維生素C含量很高，具有預防壞血病、防止動脈粥樣硬化、保護心臟等作用。

菠菜

小菠菜中含有較多的胡蘿蔔素及鉻等微量元素，並含有膳食纖維，不僅能穩定血糖，尤其是2型糖尿病患者，食用菠菜能較好地控制血糖；還有利於排出胃腸道中的有毒物質，減少腸胃的負擔。

山藥

山藥升糖指數低，能令血糖上升緩慢，且含有黏液蛋白，有降低血糖的功效，是糖尿病患者的優選蔬菜。

花生

研究表明，適量食用花生有利於糖尿病的控制，因為花生所含的油脂成分花生四烯酸能增強胰島素的敏感性，有利於血糖的降低。

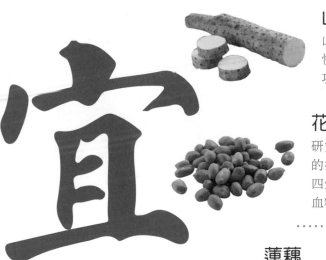

蓮藕

蓮藕，富含澱粉、蛋白質、維生素B群、維生素C、脂肪、碳水化合物及鈣、磷、鐵等多種礦物質。蓮藕含膳食纖維較多，可以提高胰島素利用率，延緩小腸對糖類和脂肪的吸收，控制餐後血糖的上升。生藕味甘、性寒，具有清熱涼血、生津、散瘀、補脾開胃的功效。

餅乾

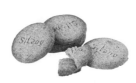

有糖餅乾熱量高，且富含澱粉，食用後極易導致血糖升高。並且餅乾在製作過程中可能會添加奶油、鹽等，更增加了餅乾的熱量。有糖餅乾糖含量很高，其中水分較少，進食後不僅血糖會升高，口渴多飲症狀還會加重，故應儘量不吃。

桂圓

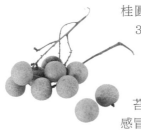

桂圓含全糖 12.38% ～ 22.55%，還原糖 3.85% ～ 10.16%，含糖量很高，不適合糖尿病患者食用。桂圓果肉性溫熱，易助熱上火，內有痰火或陰虛火旺，以及濕滯停飲者忌食；凡舌苔厚膩、氣壅脹滿、腸滑便瀉、風寒感冒、消化不良之時忌食。

雪裡紅

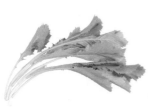

雪裡紅中的膳食纖維，可延緩消化速度，從而減少人體對食物的攝取量。但雪裡紅性溫，久食則易積溫成熱，糖尿病患者多屬陰虛火旺之體質，故不宜多食。

韭菜

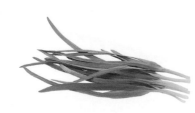

酒韭菜性溫，能溫腎助陽，是一味可溫補腎陽的中藥。因此，陰虛內熱體質的人是不宜食用的。韭菜的粗纖維較多，不易消化吸收，所以韭菜不能一次吃太多，否則大量粗纖維刺激腸壁，往往會引起腹瀉。

臭豆腐

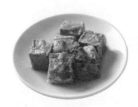

臭豆腐屬於發酵豆製品，製作過程中不僅會產生一定的腐敗物質，還容易受到細菌汙染，並且臭豆腐在炸制的過程中也會吸收大量的油脂，大大增加了食物的熱量，會給糖尿病患者的血糖增加負擔。

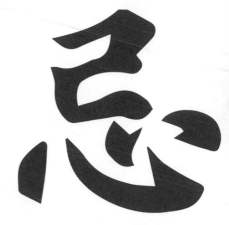

　　餐前不吃糖果，餐後不馬上進食甜品，空腹不吃甜品、糖果，不一次性大量吃糖，部分人士不宜吃糖。

　　忌食甜膩、辛辣刺激的食物。

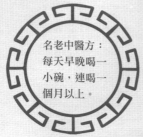

名老中醫方：
每天早晚喝一
小碗，連喝一
個月以上。

準備時間
30 分鐘
煮粥時間
30 分鐘
用餐人數
2 人

主料
苦瓜 20 克
白米 100 克
雞蛋 1 個
配料
鹽適量

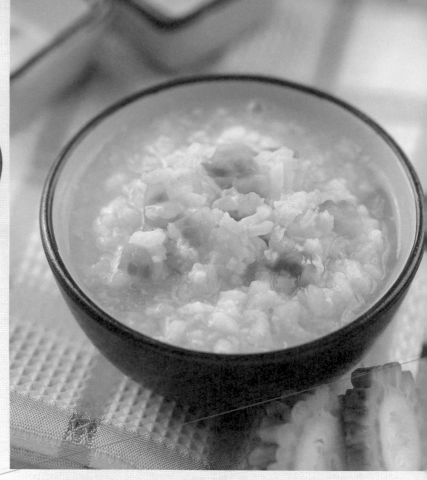

苦瓜雞蛋粥

　　苦瓜有清熱、消暑的功效，有助於清胃火，並且清淡易消化，可以有效地調節胃酸的分泌，苦瓜中還含有類似胰島素的生物活性物質，能夠降低血糖；雞蛋有潤燥、增強免疫力的功效。

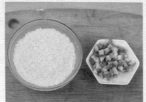

❶ 苦瓜去瓤洗淨，切成小丁；白米洗淨，浸泡 30 分鐘。

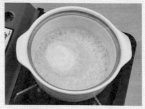

❷ 鍋置火上，放入白米和適量水，大火燒沸後改小火熬煮。

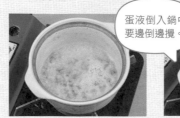

❸ 放入苦瓜丁，小火繼續熬煮，待粥煮熟。

蛋液倒入鍋中要邊倒邊攪。

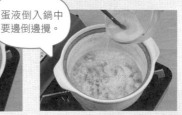

❹ 將雞蛋打成蛋液倒入粥中，稍煮待雞蛋凝固加鹽調味即可。

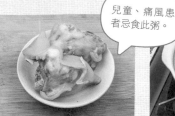

兒童、痛風患者忌食此粥。

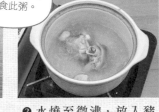

❶ 豬腳清理乾淨，斬塊，放入沸水鍋中煮 3～5 分鐘撈出，沖洗乾淨。

❷ 水燒至微沸，放入豬腳、蔥、生薑、料酒煮滾，改至小火，慢煲 2 小時，揀出蔥、生薑。

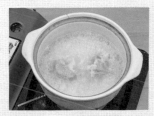

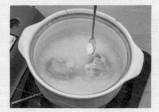

❸ 加入白米，熬煮成粥。

❹ 加入花生、適量鹽調味，繼續煲 30 分鐘即可。

花生豬腳粥

　　花生性平，能醒脾和胃、潤肺化痰、滋養調氣；豬腳中含有較多的蛋白質、脂肪和碳水化合物，並含有鈣、磷、鎂、鐵以及多種維生素等有益成分，還含有豐富的膠原蛋白。它能補虛弱、填腎精、健腰膝。此粥具有補氣養血健脾胃的功效。

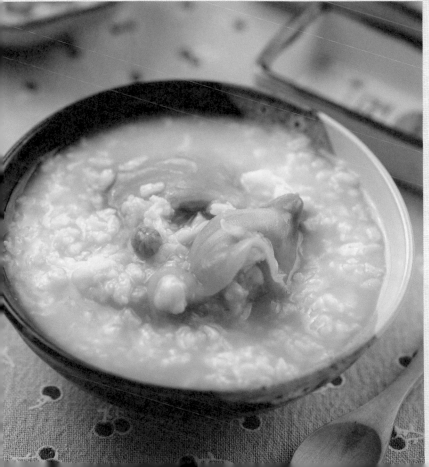

準備時間
30 分鐘
煮粥時間
3 小時
用餐人數
4 人
主料
豬腳 1 個
花生適量
白米 200 克
配料
鹽蔥適量
生薑適量
鹽適量
料酒適量

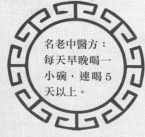

名老中醫方：每天早晚喝一小碗，連喝 5 天以上。

胃病合併糖尿病對症其他粥品

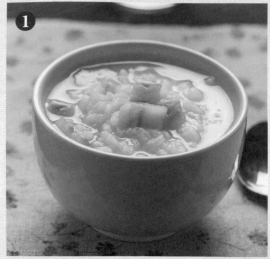

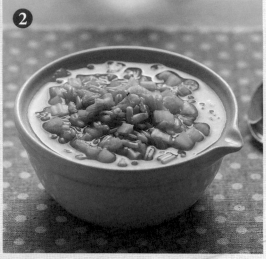

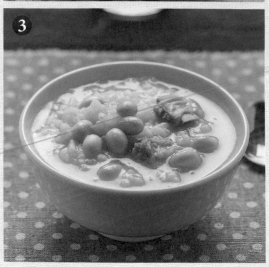

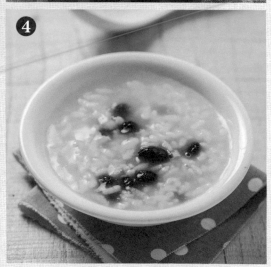

1 苦瓜粥

白米熬煮成粥，放入苦瓜丁，小火繼續熬煮，待粥煮熟。

2 香芹粥

芹菜切丁，白米熬煮成粥倒入芹菜丁、芹菜葉，煮至黏稠時，加鹽調味即可。

3 大豆豬骨粥

豬骨熬成骨湯，去骨留湯。放入白米和大豆熬煮成粥。

4 黑豆粥

黑豆、糯米共同熬煮成粥，至黑豆熟爛即可。

5 苦瓜青梅粥

白米熬煮成粥時，放入青梅丁、苦瓜丁，略煮片刻即可。

6 白荳蔻牛奶粥

白荳蔻、生薑煎煮取汁。加入白米和適量水，牛奶，熬煮至粥熟。

7 益母草小米粥

益母草煎煮取汁。藥汁中放入小米，小火熬煮至黏稠。

8 薏仁雪梨粥

鍋內放入薏仁、白米和適量水，大火燒沸後改小火，待粥煮熟時，放入雪梨，煮沸即可。

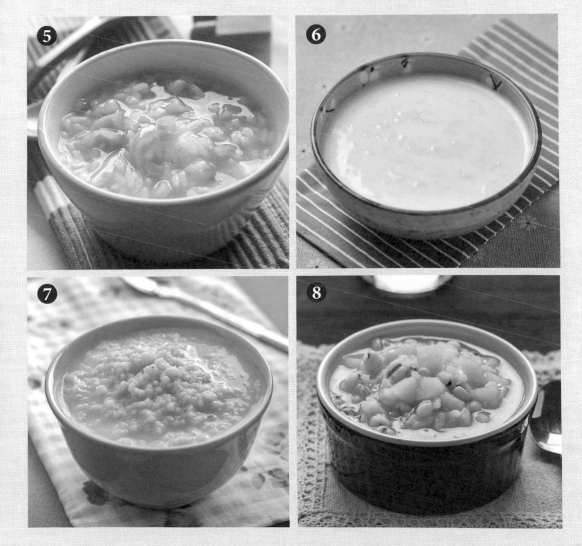

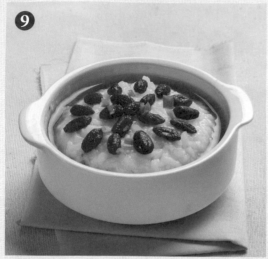

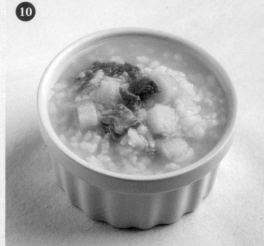

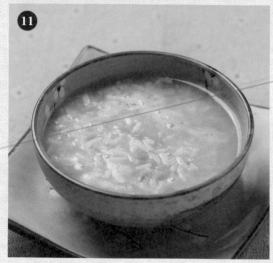

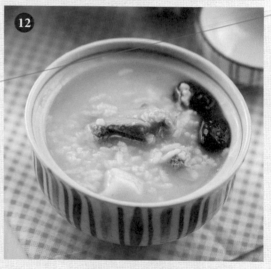

9 白菊花枸杞粥
白菊花煎煮取汁，加入白米熬煮成粥，煮至粥熟加枸杞、蔥花略煮即可。

10 山藥雞肉粥
山藥丁、白米、雞肉放入鍋中，小火煮熟即可。

11 南瓜腰果粥
白米、南瓜丁、腰果碎，加適量水煮熟，調味即可。

12 山藥豬肉粥
白米煮成稀粥；放入焗炒好的豬瘦肉丁、山藥塊、紅棗，熬煮至黏稠即可。

13 牛奶蕎麥粥
蕎麥、白米、牛奶和適量水，
熬煮成粥，煮熟即可。

14 黨參豬肚粥
黨參水煎取汁。加入白米、豬肚、
生薑、蔥花、清水，煨燉至豬肚
熟爛。

15 胡蘿蔔玉米粥
白米、玉米煮粥，快熟時加入
煸炒過的胡蘿蔔同煮。

16 青梅木瓜粥
將白米、青梅、三七、木瓜共同
熬煮成粥即可。

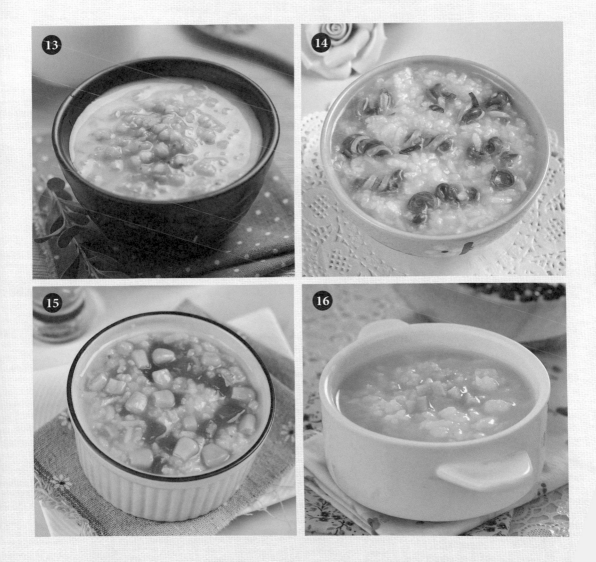

胃病合併
高血壓

凡正常成人收縮壓應小於 140 毫米汞柱，舒張壓應小於 90 毫米汞柱。如果成人收縮壓、舒張壓大於或等於此數值，就可能患上了高血壓。

宜

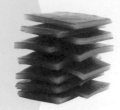

海帶

海帶所含的海帶氨酸，有降血壓的作用。富含牛磺酸、食物纖維藻酸，能調理胃腸，促進膽固醇的排泄，控制膽固醇的吸收。

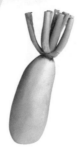

白蘿蔔

白蘿蔔含芥子油、澱粉酶和粗纖維，具有促進消化，增強食慾，加快胃腸蠕動和止咳化痰的作用。白蘿蔔中的澱粉酶、氧化酶可以分解食物中的脂肪和澱粉，促進脂肪的代謝，降低膽固醇，防治冠狀動脈疾病。

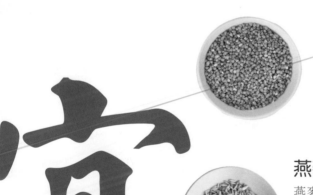

蕎麥

性甘味涼，有開胃寬腸，下氣消積，有治絞腸痧，胃腸積滯，慢性洩瀉的功效；同時蕎麥還可以做成麵條、食合（需造字）、涼粉等食品。蕎麥中含有豐富的鎂，能使血管擴張而抗栓塞，也有利於降低血清膽固醇。

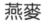

燕麥

燕麥中含有的抗氧化劑，可以透過抑制黏性分子有效減少血液中的膽固醇，預防糖尿病合併血脂異常及冠狀動脈疾病的發生。燕麥還具有潤腸通便，改善血液循環，預防骨質疏鬆的保健功效。

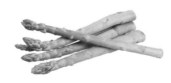

蘆筍

常吃蘆筍，可以改善高血壓、視網膜損害及肥胖等症狀。蘆筍所含維生素 C 及甘露聚糖、膽鹼等，有利於維護微血管的形態、彈性和生理功能，經常食用，對預防高血壓、腦心血管疾病有益。

乾辣椒

乾辣椒中含有鎂、鉀等元素，雖然辛辣的味道可以調節口感，但是吃辣椒會導致血液循環加速，血壓升高，所以高血壓患者要少吃。而且未密封包裝或含水量高的乾辣椒容易發黴。並且過量食用辣椒會刺激胃黏膜，不利於胃病的恢復。

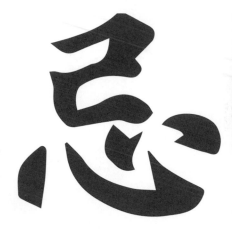

忌食鹽、脂肪含量高的食物。

菸、酒是高血壓病的危險因素，嗜菸、酒有增加高血壓並發心腦血管病的可能，酒還能降低患者對抗高血壓藥物的反應性。

酒

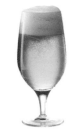

研究表明，飲酒過量（按國際的標準值，每日超過 30 毫升酒精，相當於 600 毫升啤酒，200 毫升葡萄酒或 75 毫升標準威士忌）可以使血壓、血脂、血糖升高，並使冠狀動脈疾病、中風的發病率和死亡率上升。

咖啡

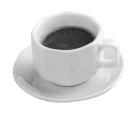

研究表明，一杯咖啡能使血壓升高 5 ～ 15 毫米汞柱。而且，因肥胖導致的高血壓患者更不宜喝咖啡，因為咖啡會刺激胃液分泌，增進食物消化和吸收，會使人發胖。

豆腐乳

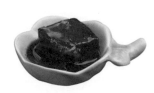

豆腐乳含鹽和嘌呤量普遍較高，糖尿病、高血壓、心血管病、痛風、腎病患者及消化道潰瘍患者，宜少吃或不吃，以免加重病情。還有，腐乳發酵後，容易被微生物汙染，豆腐坯中的蛋白質氧化分解後會產生含硫的化合物。

豬油

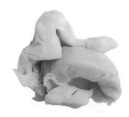

豬油含有豐富的飽和脂肪酸和膽固醇，飽和脂肪酸能促進人體對膽固醇的吸收，使血液中膽固醇升高，飽和脂肪酸與膽固醇容易結合併沉澱於血管壁，導致動脈硬化，增加高血壓、冠狀動脈疾病等疾病的患病風險。

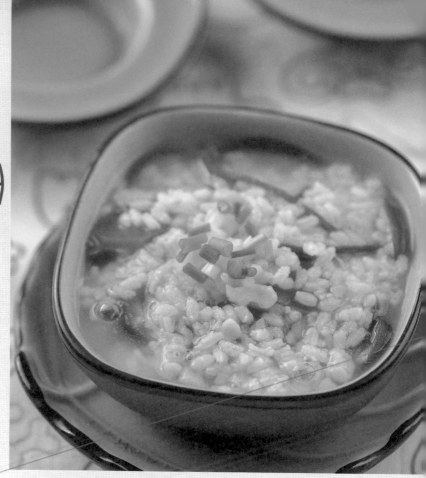

名老中醫方：
每天早晚喝一
小碗，連喝半
個月以上。

準備時間
2 小時
煮粥時間
40 分鐘
用餐人數
3 人

主料	配料
海帶 60 克	蔥花適量
胡蘿蔔 40 克	薑末適量
干貝 30 克	鹽適量
糯米 100 克	

干貝海帶粥

　　干貝具有滋陰補腎、調中下氣、利五臟的功效。干貝中含有多種有益於人體的胺基酸，能夠提高人體免疫力；配上海帶，能夠補充碘、鐵等礦物質，強化免疫系統功能。這款粥可以滋陰補腎、養血補肝。

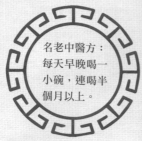

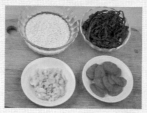

❶ 干貝泡發，瀝乾，切碎；海帶切絲；胡蘿蔔切片；糯米浸泡 2 小時。

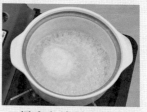

❷ 糯米和適量水放入鍋中，熬煮成粥。

干貝入鍋後，變成淡黃色即成。

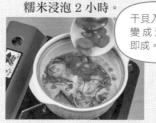

❸ 熬煮至八成熟時，放入海帶、干貝、胡蘿蔔、薑末。

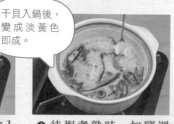

❹ 待粥煮熟時，加鹽調味，撒上蔥花即可。

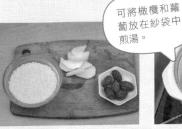

可將橄欖和蘿蔔放在紗袋中煎湯。

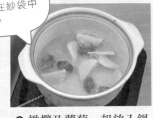

❶ 橄欖洗淨，蘿蔔洗淨切片，白米洗淨，浸泡30分鐘。

❷ 橄欖及蘿蔔一起放入鍋內，加清水煎湯，濾渣取汁。

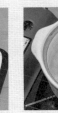

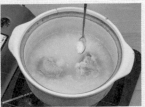

❸ 將白米和藥汁一同熬煮成粥。

❹ 加適量鹽調味即成。

橄欖蘿蔔粥

橄欖又名青果，能下氣、生津、止渴、清肺、利咽、消食、開胃。蘿蔔能健胃消食，止咳化痰，順氣利尿，清熱解毒。橄欖蘿蔔粥能清利咽喉，調整食管舒縮功能，消食開胃，疏通氣機。

準備時間
30 分鐘
煮粥時間
1 小時
用餐人數
5 ～ 7 人
主料
橄欖 200 克
蘿蔔 200 克
白米 200 克
配料
鹽適量

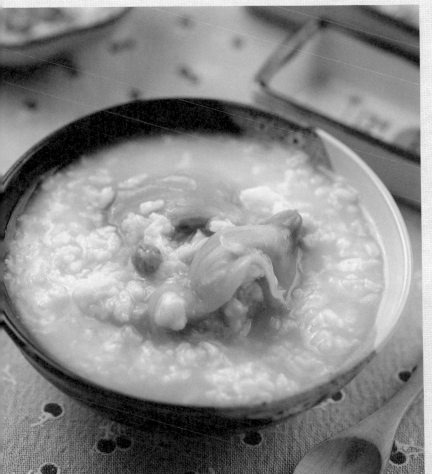

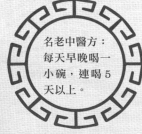

名老中醫方：
每天早晚喝一小碗，連喝 5 天以上。

胃病合併高血壓對症其他粥品

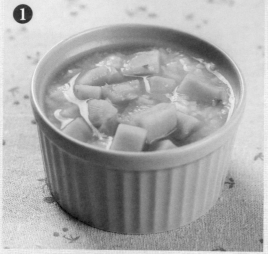

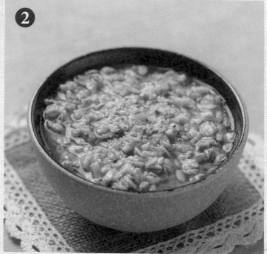

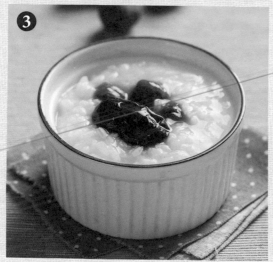

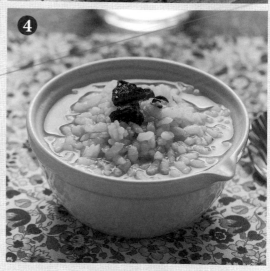

1 番藷粥
白米、番藷小火熬煮成粥即可。

2 白菊花燕麥粥
白菊花水煎取汁，放入燕麥，熬煮至粥黏稠即可。

3 桂圓紅棗粥
桂圓肉、紅棗、糯米共同熬煮至熟爛即可。

4 酸棗仁粥
將炒酸棗仁搗碎，和白米一同煮粥，加入適量蜂蜜即可。

5 菟絲子粥

糙米、菟絲子和適量水，小火熬煮至粥熟時，放入蔥白、胡椒粉，加鹽調味即可。

6 鳳梨枸杞粥

白米熬煮成粥。放入切好的鳳梨丁，略煮片刻。加冰糖、枸杞，再煮 5 分鐘即可。

7 油菜雞粒粥

白米和適量水，煮至黏稠時，放入雞肉粒煮熟，加入油菜段，加鹽調味即可。

8 百合蘿蔔粥

糯米熬煮成粥，加入蘿蔔和鮮百合，攪拌均勻即可。

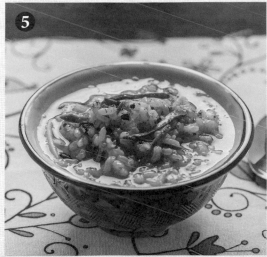

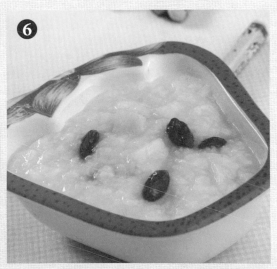

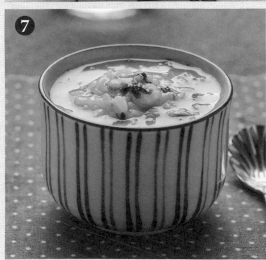

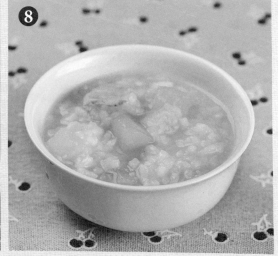

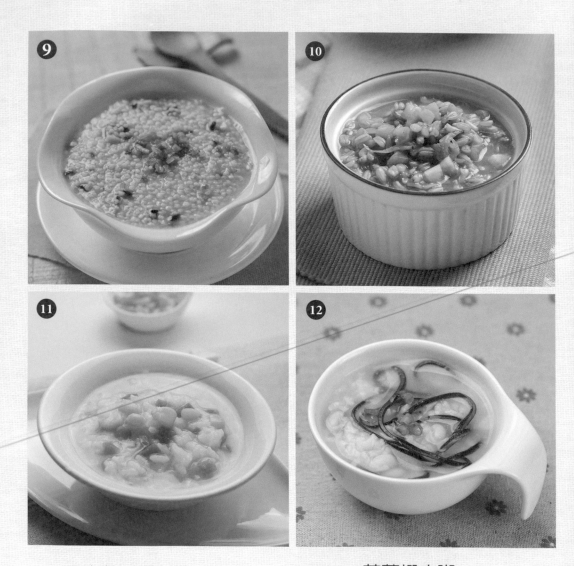

9 生菜香菇粥

小米加雞湯、水，熬煮成粥。放入香菇絲、生菜，煮熟調味即可。

10 茼蒿蝦皮粥

燕麥熬煮成粥，放入茼蒿、蝦皮，略煮片刻即可。

11 玉米胡蘿蔔粥

玉米、胡蘿蔔、白米熬煮成粥，趁微溫時服用。

12 海帶豆香瘦肉粥

大豆、白米、瘦肉絲、海帶絲放入砂鍋中煮至熟爛，加蔥花即可。

13 藿香白朮粥

乾藿香、白朮各 15 克煎煮取汁；放入白米共同熬煮成粥即可。

14 雞丁青菜粥

雞丁焗熟，放入白米和適量水煮粥，放入青菜絲，略煮片刻，加鹽調味即可。

15 絲瓜燕麥粥

燕麥熬煮成粥，放入絲瓜塊，略煮片刻即可。

16 紫米雜糧粥

紫米熬煮成粥；待粥煮熟時，放入糙米、薏仁，煮至熟爛時，放入冰糖即可。

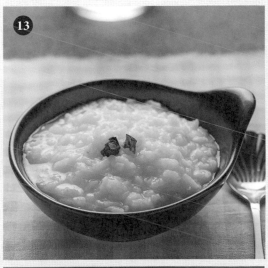

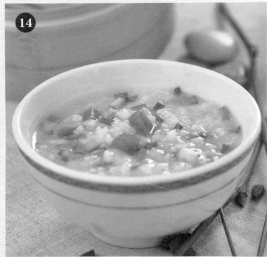

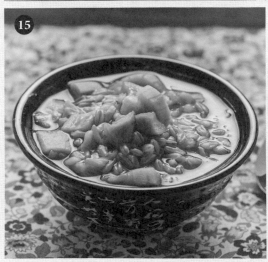

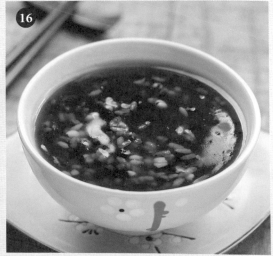

胃病合併高脂血症

過多的脂肪類食物進入血液，引起血中膽固醇、三酸甘油酯、低密度脂蛋白中的一項或多項水平高於正常標準，或高密度脂蛋白水平低於正常標準，這種血液中血清脂類物質代謝異常就被稱之為血脂異常。

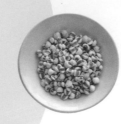

薏仁

薏仁不僅含有高蛋白，還富含維生素 B 群、鈣、鐵、膳食纖維等，是一種營養平衡的穀物。其中維生素 B1 對防治腳氣病十分有益，可以防治糖尿病併發症。薏仁中含有可令血管擴張的物質，有益於高血壓等糖尿病血管併發症患者。

雞蛋

雞蛋中的維生素 B2，具有分解脂肪，維持脂類正常代謝的作用，可以預防動脈硬化和肥胖症，防治心血管疾病。雞蛋中雖含有較多的膽固醇，但同時也含有豐富的卵磷脂。卵磷脂進入血液後，會使膽固醇和脂肪的顆粒變小，並使之保持懸浮狀態，從而阻止膽固醇和脂肪在血管壁的沉積。

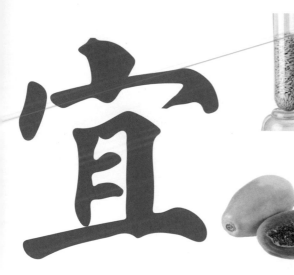

裸燕麥

胡裸燕麥的脂肪中含有較多的亞油酸，亞油酸是人體不能合成的必需脂肪酸，具有降低血液膽固醇，預防動脈粥樣硬化的作用。

木瓜

木瓜含有一種叫齊墩果酸的成分，此成分有軟化血管、降低血脂的功效，木瓜含有的蛋白分解酶，還有助於減輕胃腸的工作量，對消化系統大有裨益。

李子

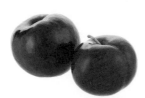

李子可以改善食慾，促進消化，李子中還含有茄紅素，能明顯減輕由體內過氧化物引起的對淋巴細胞 DNA 的損害，並可減緩動脈粥樣硬化的形成。

宜

炸雞

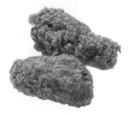

炸雞屬於高熱量食物，經常食用容易使身體發胖。炸雞中含有大量油脂，且在油炸過程中，雞肉中的維生素遭到破壞，對高脂血症患者有害無益。油炸食品通常熱量較高，炸雞為了保持雞肉軟嫩，裹了一層麵粉炸製，熱量更高。

肥肉

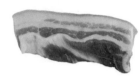

正常情況下，人體肝臟會根據身體需要來調節體內的膽固醇水平，但高脂血症患者如果再從肥肉等食物中獲取過量高膽固醇，勢必導致血脂升高。

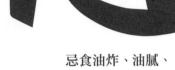

忌食油炸、油膩、高膽固醇的食物。

忌就餐次數少，宜少吃多餐，忌晚餐時間太晚，忌晚餐過量。超重者應限制膳食中的總熱量。提倡泛食，忌偏食挑食。

魚子

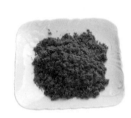

魚子是高熱量、高脂肪食物，而且含膽固醇也較高，過多攝取會打亂體內膽固醇平衡。另外，魚子不易消化，容易引起腹瀉。故高血壓、高脂血症患者不宜吃魚子。

雞蛋黃

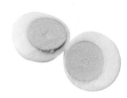

雞蛋黃中的脂肪和膽固醇含量都很高，高脂血症患者食用後，血中三酸甘油酯和膽固醇含量會升高，加重脂質代謝紊亂，故伴有高脂血症，尤其是高膽固醇患者不宜食用。

臘肉

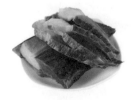

臘肉的脂肪含量很高，並且以飽和脂肪為主，對心腦血管極為不利。臘肉又是高鹽食品，食用後會增加腎臟負擔，對於高脂血症患者來說則更糟。

奶油

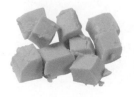

奶油是用牛奶加工出來的，是新鮮牛奶加以攪拌，上層的濃稠狀物體濾去部分水分之後的產物。主要用作調味品，奶油所含飽和脂肪酸佔總脂肪量的 70.5%，食用過多易引起動脈血管粥樣硬化和血液中酮體含量升高，並引發心血管疾病。

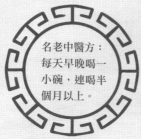

名老中醫方：
每天早晚喝一
小碗，連喝半
個月以上。

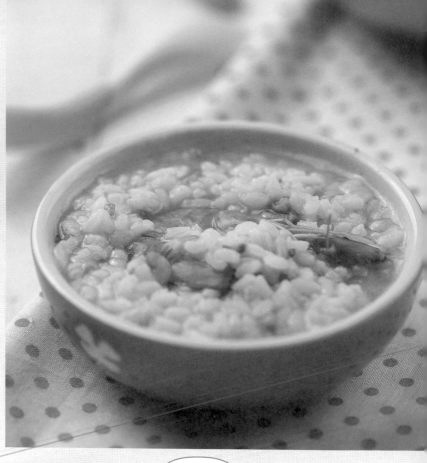

準備時間
1 小時
煮粥時間
40 分鐘
用餐人數
2 人

主料	配料
韭菜花 30 克	鹽適量
鮮蝦 50 克	料酒適量
糯米 100 克	食用油適量

韭菜花鮮蝦粥

　　韭菜花、鮮蝦和糯米同為溫性食材，有益氣、助陽暖下、補中通絡的功效。另外，韭菜花與鮮蝦搭配，能夠提供優質蛋白，韭菜花中的膳食纖維可促進胃腸蠕動，保持大便通暢。此粥具有益氣助陽，促胃運動的功效。

高脂血症，患者對症喝粥。

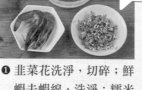

❶ 韭菜花洗淨，切碎；鮮蝦去蝦線，洗淨；糯米洗淨，浸泡 1 小時。

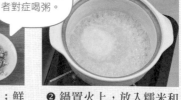

❷ 鍋置火上，放入糯米和適量水，大火燒沸後改小火熬煮 40 分鐘。

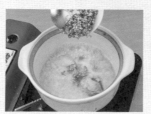

❸ 放入鮮蝦，加料酒、食用油，加韭菜花中火煮開。

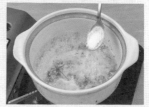

❹ 加鹽調味，關火即可。

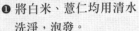

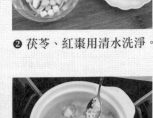

茯苓藥性平和，利水而不傷正氣。

❶ 將白米、薏仁均用清水洗淨，泡發。

❷ 茯苓、紅棗用清水洗淨。

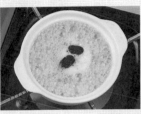

❸ 鍋置火上，倒入清水，放入白米、薏仁、紅棗、茯苓，以大火煮開。

❹ 待煮至濃稠狀時，調入白糖拌勻即可。

茯苓薏仁紅棗粥

　　茯苓具有益脾和胃、寧心安神的功效，可用來緩解嘔吐、腹瀉、小便混濁、心悸健忘等症。薏仁有健脾祛濕，潤肺止瀉，健膚美容的作用。紅棗可以溫中養血，健脾養胃，三者一同食用可以有效地調節脾胃功能。

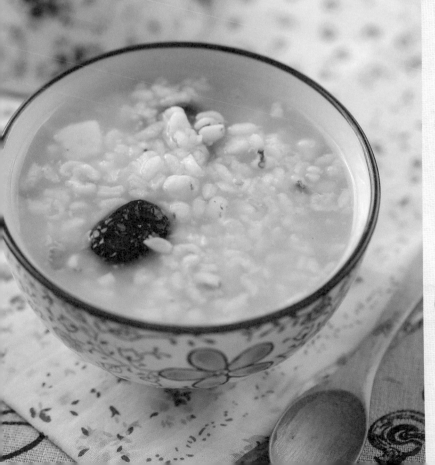

準備時間
15 分鐘
煮粥時間
1 小時
用餐人數
2 人

主料
白米 70 克
薏仁 20 克
茯苓 10 克
紅棗 5 枚
配料
白糖適量

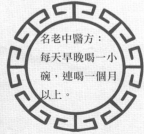

名老中醫方：
每天早晚喝一小碗，連喝一個月以上。

胃病合併高脂血症對症其他粥品

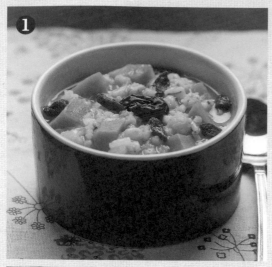
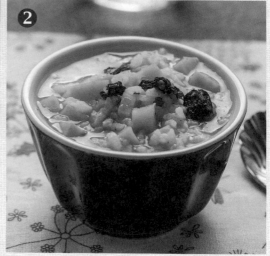
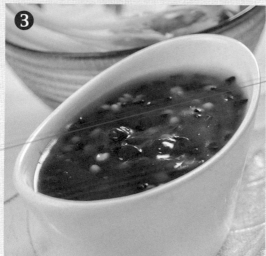
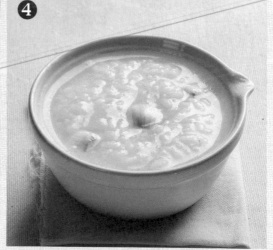

1 青稞多寶粥
青稞、白米、糯米和適量水熬煮成粥，放入南瓜、紅棗、枸杞，待粥煮熟爛時即可。

2 番薯烏梅粥
番薯、白米、少許烏梅和適量水熬煮成粥，放入冰糖即可。

3 黑米雜糧粥
黑米、糙米、薏仁、紅棗、枸杞和適量水熬煮成粥，放入紅糖即可。

4 大蒜粥
大蒜切片，煸至金黃，添水，加入白米熬煮成粥。

5 首烏銀耳粥

首烏煎取藥液；加入白米、銀耳煮粥，加冰糖調味即可。

6 枇杷葉陳皮粥

枇杷葉和陳皮熬煮取汁，加入白米熬煮成粥即可。

7 裙帶菜馬鈴薯粥

裙帶菜、馬鈴薯、白米放入砂鍋中，加入適量清水，熬煮成粥。加鹽調味即可。

8 桃仁冬瓜豬肚粥

將 50 克豬肚切細，取二倍水煎取汁；加豬肚、白米、桃仁、冬瓜、蔥花煮為稀粥。

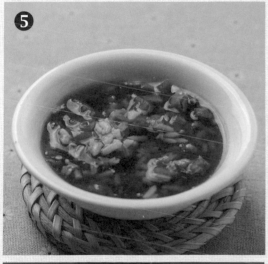

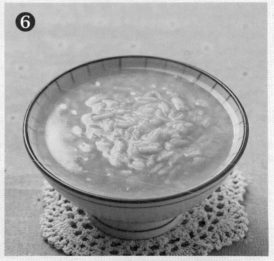

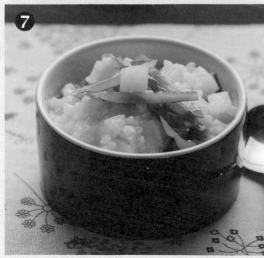

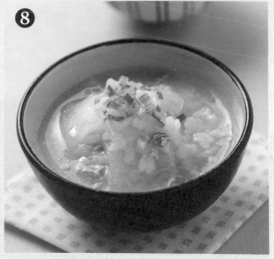

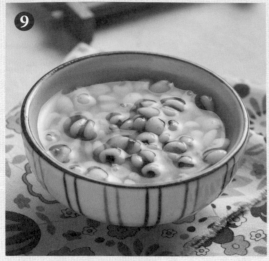
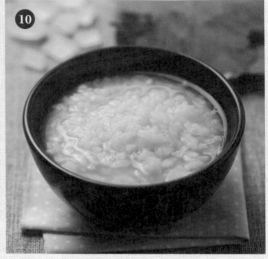
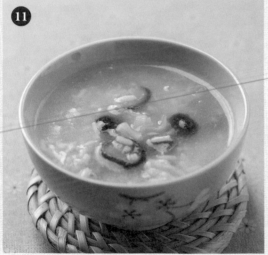
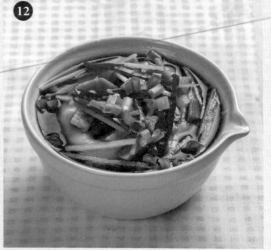

9 佛手薏仁粥
佛手水煎取汁，放入薏仁、山藥及豬肚湯，煮為稀粥。

10 荷葉薏仁粥
荷葉、薏仁水煎取汁，放入白米煮至熟爛。

11 銀耳山楂粥
白米和適量水，熬煮成粥。放入銀耳、山楂，煮至熟爛時，放入桂花糖，攪拌均勻即可。

12 大麥牛肉粥
大麥熬煮成粥；將熟時，加胡蘿蔔丁、辣椒絲、牛肉、薑絲；牛肉熟時，加鹽，撒上蔥花調味即可。

13 玉米栗子粥

玉米、栗子、小米放入鍋中，熬煮成粥，放入紅糖調味即可。

14 燕麥番茄粥

燕麥、白米、番茄丁熬煮成粥即可。

15 牛蒡生菜粥

將牛蒡絲、豬瘦肉、白米和適量水熬煮成粥，放入生菜、鹽略煮片刻即成。

16 烏雞紅棗粥

烏雞熬煮成湯，加入白米、紅棗，熬煮成粥。調味即可。

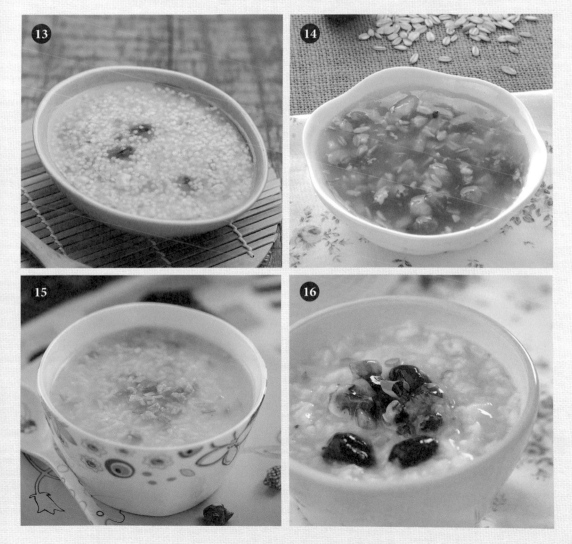

胃病合併痛風

　　痛風是由單鈉尿酸鹽沉積所致的晶體相關性關節病，與嘌呤代謝紊亂和尿酸排泄減少所致的高尿酸血症直接相關，特指急性特徵性關節炎和慢性痛風石疾病。

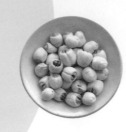

蓮子

蓮子含豐富的蛋白質、脂肪和碳水化合物，鉀元素、鎂元素含量高，有助體內尿酸鹽溶解和排泄，並促進體內代謝，從而起到降血壓、降血糖的作用。蓮子具有良好的安神助眠、清熱降火的功效，源於它所含的生物鹼有顯著的強心作用，蓮子心的這一作用更加明顯。

百合

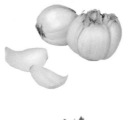

百合能增強身體免疫力，並有養陰清熱、滋陰潤肺、平喘安眠的功效。而且，其富含的鉀元素能鹼化尿液，便於尿酸鹽排出體外。它還含有硒、銅等礦物質，能抗氧自由基，保護細胞，減少游離嘌呤。另外，百合還含有秋水仙鹼，能緩解痛風性關節炎帶來的不適。

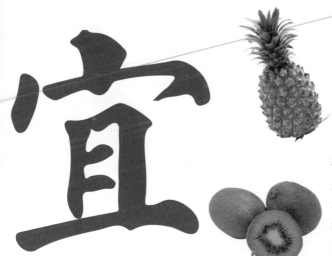

鳳梨

鳳梨嘌呤含量低，而且是鹼性水果，尿酸在鹼性條件下溶解不沉積。另外，鳳梨富含碳水化合物、維生素C、鉀，能促進尿酸的排泄。

奇異果

奇異果富含膳食纖維，能潤腸通便，清除體內垃圾，促進尿酸的排泄，奇異果的維生素C含量很高，能調節體內血糖含量，促進尿酸的溶解和排泄。

高麗菜

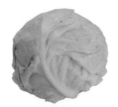

高麗菜的90％是水分，維生素及鉀的含量高，既可減少尿酸的生成，又有利於尿酸的溶解和排泄。

蘆筍

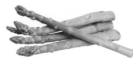

雖然蘆筍能清除腸道中的多餘膽固醇，可降低血壓，對心血管疾病、水腫等也有療效。但其嘌呤含量過高，痛風患者不應食用。

紫菜

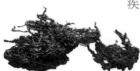

紫菜含碘量很高，可以用來治療甲狀腺疾病；含豐富的鈣、鐵元素，既可治療婦女兒童貧血，也可以促進骨骼、牙齒的保健。但紫菜嘌呤含量很高，痛風患者不宜食用。

豬肝

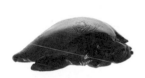

豬肝含鐵豐富，能補血養血；還含有豐富的維生素 A，保護視力，維持細胞正常代謝。但豬肝的嘌呤含量過高，很容易使攝取的嘌呤含量超標，所以痛風患者不宜食用。

忌

不要吃嘌呤含量較高的雞湯、肉湯。適當限制脂肪，因脂肪可減少尿酸排出。

忌食茶、咖啡、魚、海鮮等。辛辣、刺激的食物也不宜多吃。

豬心

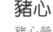
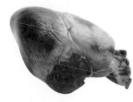

豬心營養豐富，含有蛋白質、脂肪、鈣、磷以及各種維生素等。但豬心嘌呤含量高，膽固醇含量也高，不適合痛風患者食用。

大豆

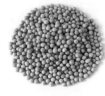

大豆中含有類黃酮，有預防心臟病、抗癌等功效。但大豆的嘌呤含量過高，很容易使攝取的嘌呤含量超標，所以痛風患者不宜食用。

魚乾

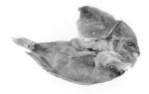

魚乾的蛋白質含量超過 45%，是補充蛋白質的理想食品，但魚乾熱能較高，脂肪含量也不低，多吃對減肥不利。而且含鹽量高，不利於體內血壓和血糖的平穩，還含有致癌物亞硝酸鹽，對身體健康也不利。另外，魚乾的嘌呤含量非常高，痛風患者應忌食。

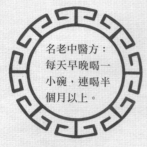

名老中醫方：
每天早晚喝一
小碗，連喝半
個月以上。

準備時間
20 分鐘
煮粥時間
40 分鐘
用餐人數
2 人

主料	配料
白米 100 克	紅棗 2 枚
豬瘦肉 50 克	百合 2 朵
蓮子 10 粒	鹽適量

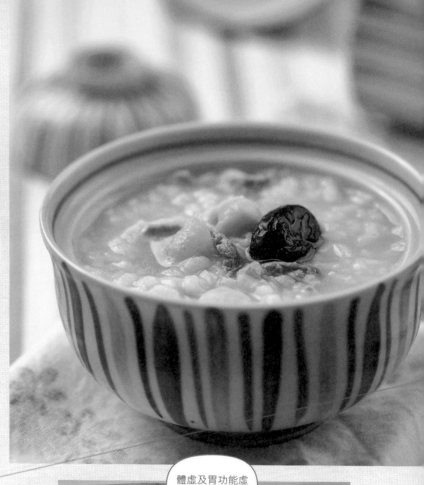

百合蓮子瘦肉粥

　　百合有清心、潤肺的功效；蓮子有安神的功效；紅棗有補脾胃的功效。本品適宜慢性胃炎患者食用，也適合糖尿病患者食用。

體虛及胃功能虛弱者慎食此粥。

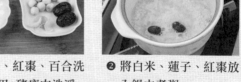

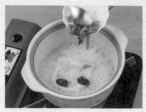

❶ 將蓮子、紅棗、百合洗淨，備用；豬瘦肉洗淨，切絲。

❷ 將白米、蓮子、紅棗放入鍋中煮粥。

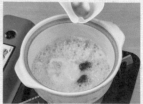

❸ 粥煮沸後加入瘦肉絲，煮熟。

❹ 最後加入百合再煮 10 分鐘，加少許鹽調味即可。

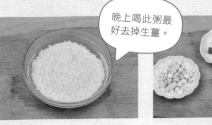

晚上喝此粥最好去掉生薑。

❶ 白米洗淨，浸泡 30 分鐘。

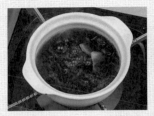

❷ 豬瘦肉切塊，用開水氽 2 分鐘；玉米洗淨；胡蘿蔔切塊；生薑切片。

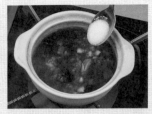

❸ 羅漢果、豬瘦肉和薑片放入砂鍋中，大火煮沸轉小火煲 1 小時。

❹ 放入白米、玉米粒和胡蘿蔔熬煮成粥，加鹽調味即可。

羅漢果瘦肉粥

　　羅漢果具有潤腸健胃、止咳化痰的功效，可以用於胃部食積、腸道燥熱、大便祕結、肺熱咳嗽等症狀。羅漢果還含有糖苷、甘露醇等功能性成分，有緩解腸道痙攣的作用。此粥具有健胃消食、滑腸排毒、清熱潤肺的功效。

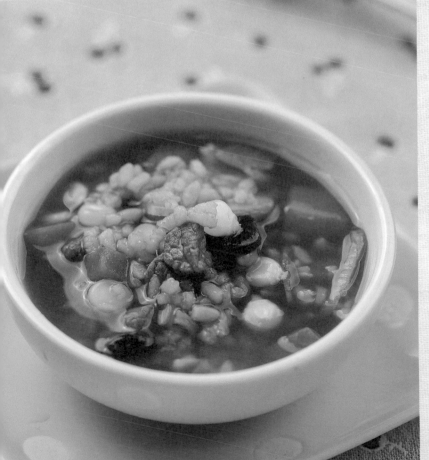

準備時間
30 分鐘
煮粥時間
1 小時
用餐人數
5～7 人

主料
羅漢果 3 個
豬瘦肉 100 克
白米 100 克
玉米粒 50 克
胡蘿蔔 50 克
配料
生薑適量
鹽適量

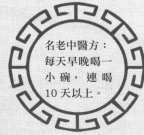

名老中醫方：
每天早晚喝一小碗，連喝 10 天以上。

胃病合併痛風對症其他粥品

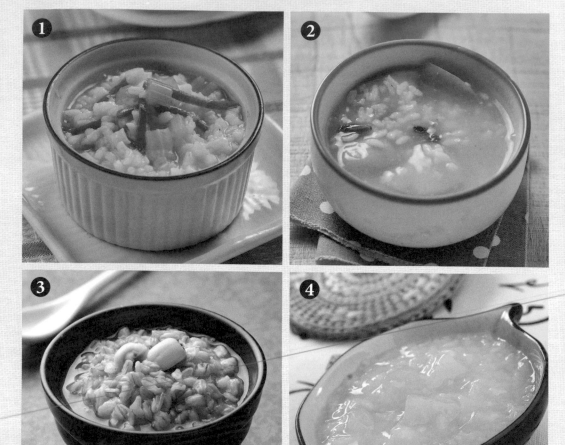

1 芹菜胡蘿蔔粥

白米加水熬煮 20 分鐘。放入胡蘿蔔、芹菜，煮熟調味。

2 蘋果粥

白米和適量水，熬煮成粥，放入蘋果，略煮片刻即可。

3 蓮子燕麥粥

燕麥和適量水，大火燒沸。放入蓮子粉 20 克，煮至粥熟。

4 冬瓜粥

冬瓜、白米和適量水共同熬煮至米爛時，加鹽調味即可。

5 胡蘿蔔牛蒡粥

胡蘿蔔丁、牛蒡丁,與肉末焗炒。放入白米粥中同煮片刻即可。

6 生菜白米粥

薏仁、白米和適量水,熬煮至粥熟,放入生菜碎略煮即可。

7 香蕉粥

白米和適量水,熬煮成粥。放入香蕉,煮至熟爛即成。

8 桂花枸杞粥

白米浸泡 30 分鐘,熬煮成粥。待粥煮熟時,放入桂花乾,略煮片刻。放入紅糖、枸杞,攪拌均勻,略煮片刻即可。

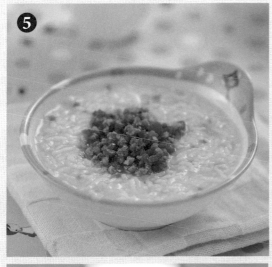

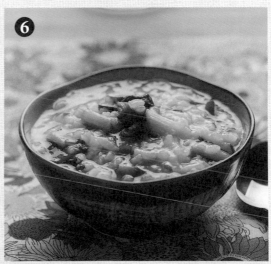

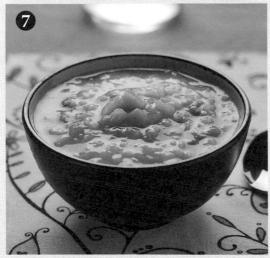

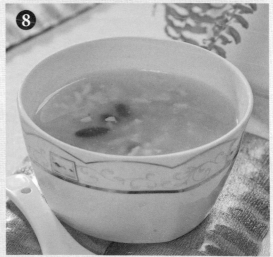

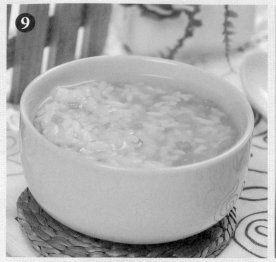

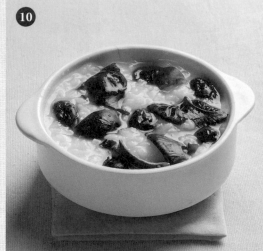

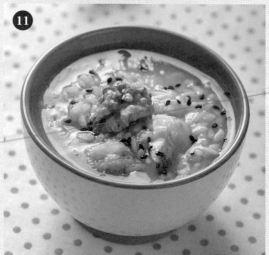

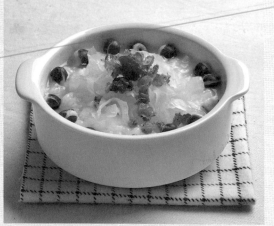

9 洋蔥芹菜粥
白米煮粥。放入洋蔥、芹菜根，小火繼續熬煮至熟爛。

10 紅棗木耳粥
將白米、紅棗和木耳一同熬煮成粥，加入適量冰糖調味即可。

11 核桃蓮藕粥
將核桃、蓮藕片、白米放鍋內，慢煮至蓮藕綿軟，撒上黑芝麻即可食用。

12 銀耳芡實粥
白米、芡實和適量水熬煮成粥，放入銀耳，小火熬煮至熟爛時，放入冰糖、葡萄乾、枸杞調味即可。

13 胡蘿蔔牛肉粥
牛肉、胡蘿蔔、白米放入砂鍋中熬煮成粥。加鹽、胡椒粉調味即可。

14 番茄白米粥
番茄丁、白米熬煮成粥，加入玫瑰醬便可食用。

15 山藥薏仁粥
薏仁、山藥熬煮成粥，煮至熟爛時即可食用。

16 蘋果蘆薈粥
白米加水熬煮成粥，待粥煮熟時，放入蘆薈和蘋果，小火煮至熟爛，放入冰糖即可。

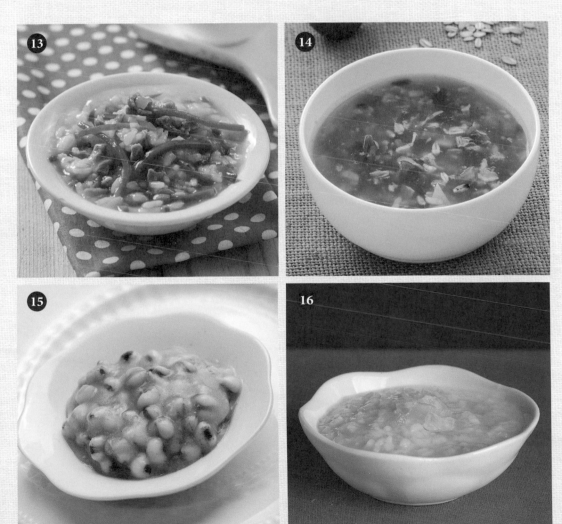

胃病合併
心腦血管病

心腦血管疾病就是心臟血管和腦血管的疾病統稱，泛指由於高脂血症、血液黏稠、動脈粥樣硬化、高血壓等所導致的心臟、大腦及全身組織發生缺血性或出血性疾病。是一種嚴重威脅人類，特別是50歲以上中老年人健康的常見病。

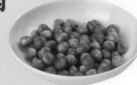

豌豆

豌豆蛋白質含量高，低脂肪、低熱量，可用於減肥健身。豌豆的膳食纖維能減少體內血脂含量，能降血壓、降血脂。豌豆高鉀低鈉，能利尿降壓，有助於體內毒素的排出。

香菇

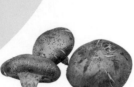

香菇中的天門冬素和天門冬胺酸，具有降低血脂、保護血管的功能，加上它含有豐富的膳食纖維，經常食用能降低血液中的膽固醇，防止血管硬化，對防治腦出血及心臟病、肥胖症等疾病均有良效。

黑米

黑米色素的作用在所有米中是最強的，這種色素中富含黃酮類活性物質，對預防動脈硬化有很大的功用。黑米中的硒能防止脂類在血管壁上的沉積，降低動脈硬化及冠狀動脈疾病等血管併發症的發病率。

西瓜

西瓜中所含瓜氨酸、精胺酸都有利尿、降壓的作用。另外，西瓜皮也有消炎降壓的功效。西瓜皮含豐富的蘋果酸等成分，具有減少膽固醇沉積，軟化及擴張血管的作用，可以有效預防心血管疾病的發生。

宜

柑橘

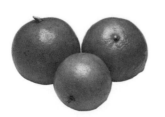

柑橘富含類胡蘿蔔素，類胡蘿蔔素是一種抗氧化劑，能降低患動脈硬化的危險，還具有強化免疫力的功能。柑橘具有開胃理氣、止渴潤肺的功效，含有非常豐富的蛋白質、有機酸、維生素以及鈣、磷、鎂、鈉等人體必需的元素。

螃蟹

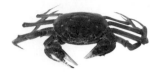

螃蟹的膽固醇含量很高，每 100 克蟹肉含膽固醇 235 毫克，每 100 克蟹黃含膽固醇 460 毫克，每人每天膽固醇的攝取量以不超過 300 毫克為宜。

蝦米

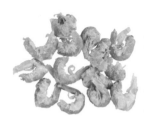

蝦米膽固醇含量很高，食用過多會導致動脈血管粥樣硬化，引發心血管併發症。因此高血壓患者在食用蝦米時一定不要過量。蝦米的含鹽量較高，不利於高血壓患者控制血壓。

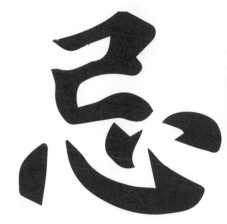

戒菸限酒，長期吸菸酗酒可乾擾血脂代謝，使血脂升高。

減少脂肪和膽固醇的攝取量，忌食富含飽和脂肪酸和高膽固醇的食物。

油條

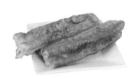

高血壓病人要嚴格控制鈉鹽的攝取量，同時也要控制油脂的攝取量。所以，戒鹽與戒油炸食品是同等重要的。雖然油脂是人體所需的營養元素之一，但「三高」患者要嚴格控制膽固醇食品，否則血栓及動脈粥樣硬化的病情都有可能會惡化。

河蝦

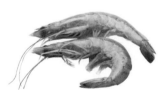

蝦含有比較豐富的蛋白質和鈣等營養物質。如果與含有鞣酸的水果，如葡萄、石榴、山楂等同食，會形成不溶性結合物刺激胃腸，引起人體不適，出現嘔吐、頭暈、噁心和腹痛腹瀉等症狀。

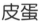

皮蛋

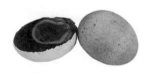

皮蛋膽固醇含量很高，食用後會使血中膽固醇含量升高，加重脂質代謝紊亂，容易誘發高血壓、冠狀動脈疾病等症。皮蛋含磷量也較高，這會加重腎臟負擔，故應忌食。

豬腳

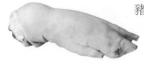

豬腳熱量和脂肪含量都偏高。由於豬腳中的膽固醇含量較高，因此胃腸消化功能減弱的老人一次不能過量食用；而患有肝膽病、膽囊炎、膽結石、動脈硬化和高血壓病的人應當少吃或不吃。

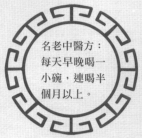

名老中醫方：
每天早晚喝一
小碗，連喝半
個月以上。

準備時間
30 分鐘
煮粥時間
20 分鐘
用餐人數
2 人

主料
鮮香菇 25 克
豆腐 50 克
白米 100 克
配料
鹽適量

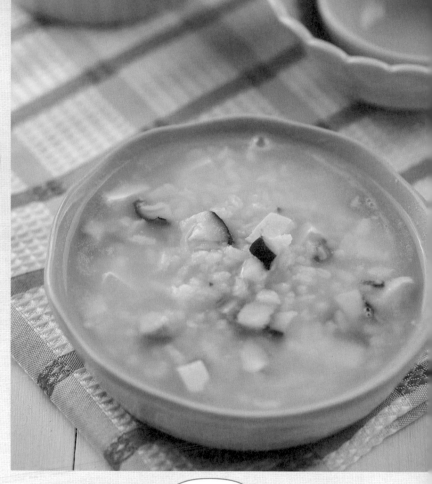

香菇豆腐粥

香菇蛋白質含量高，並且含有多種胺基酸和多種維生素，能夠促進人體的正常糖代謝，預防糖尿病；配上豆腐具有健脾養胃、增加食慾的功效。香菇中還富含硒元素，能有效清除體內的自由基，增強人體免疫功能，預防胃炎、胃息肉等胃腸疾病。

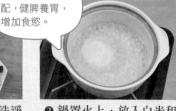

香菇與豆腐搭配，健脾養胃，增加食慾。

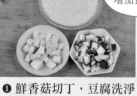

❶ 鮮香菇切丁，豆腐洗淨切小塊，白米浸泡 30 分鐘。

❷ 鍋置火上，放入白米和適量水，大火燒沸後改小火。

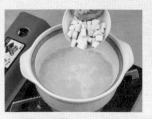

❸ 放入香菇丁、豆腐丁，繼續熬煮至粥黏稠。

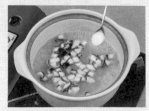

❹ 加鹽調味即可。

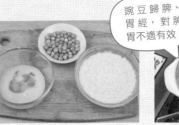

豌豆歸脾、胃經，對脾胃不適有效。

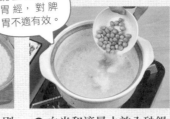

❶ 豌豆、白米洗淨，分別浸泡 30 分鐘；雞蛋打散成蛋液。

❷ 白米和適量水放入砂鍋中，小火熬煮至八成熟時，放入豌豆。

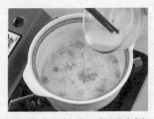

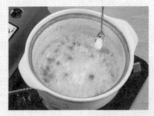

❸ 待豌豆熟時，將蛋液慢慢倒入鍋中。

❹ 煮開加鹽、蔥花調味即可。

蛋花豌豆粥

豌豆味甘、性平，富含蛋白質、膳食纖維和多種維生素，能夠補中益氣、消腫利水，可以提高機體的抗病能力和康復能力。在豌豆莢和豆苗的嫩葉中富含維生素 C 和能分解體內亞硝胺的酶，可以分解亞硝胺，具有抗癌防癌的作用。

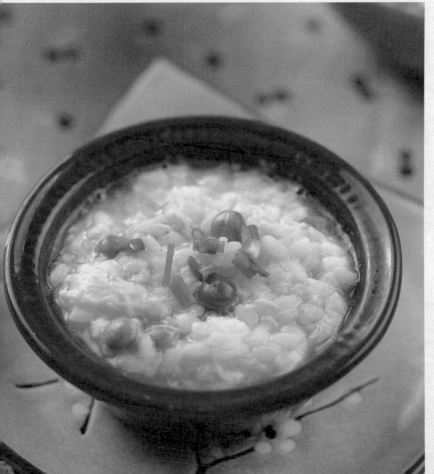

準備時間
30 分鐘
煮粥時間
30 分鐘
用餐人數
3 人

主料
豌豆 100 克
白米 100 克
雞蛋 2 個
配料
蔥花適量
鹽適量

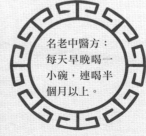

名老中醫方：每天早晚喝一小碗，連喝半個月以上。

胃病合併心腦血管病對症其他粥品

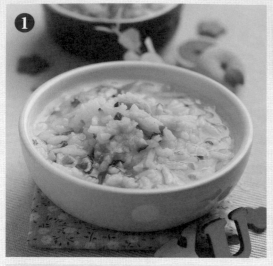

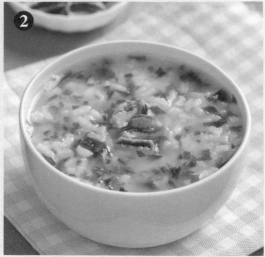

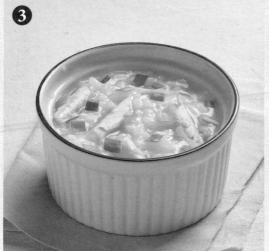

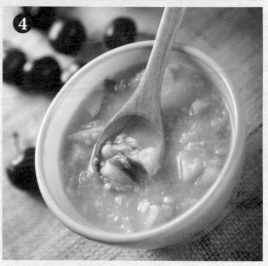

1 鱈魚粥
花生、白米和適量水熬煮成粥，放進煎好的魚塊略煮，加鹽調味，撒上蔥花即可。

2 海帶陳皮粥
白米、陳皮、海帶碎加水共同煮粥，熬煮至熟爛，加鹽調味即可。

3 羊骨荸薺粥
將羊骨、白米煲 3 小時。加入荸薺、山藥、蔥略煮即可。

4 水果燕麥粥
燕麥熬煮成粥，加蘋果、雪梨、桃子，略煮，加冰糖調味。

5 香菇茯苓瘦肉粥

香菇、白米、茯苓、薑片、豬瘦肉同煲 1 小時，加鹽、蔥花調味即可。

6 桃仁粥

桃仁煎煮取汁，放入白米，小火熬煮成粥即可。

7 黃芪紅花粥

黃芪、紅花煎煮成汁，放入白米熬煮成粥；加紅糖調味即可。

8 橘餅粥

橘餅切丁，加水煮開。加入浸泡發漲後的白米，再倒入少許枸杞煮熟。

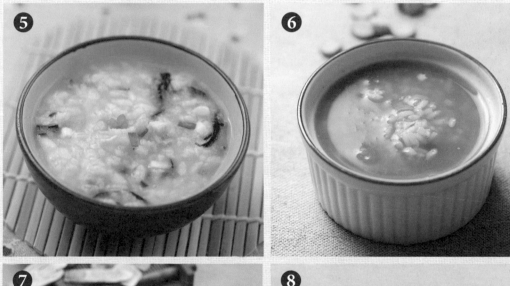

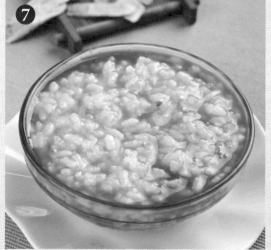

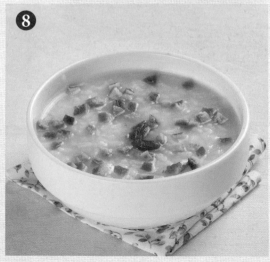

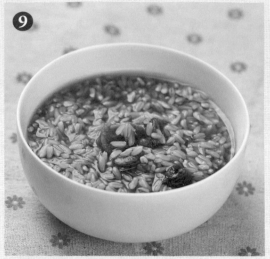

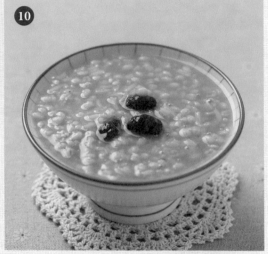

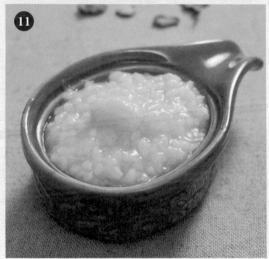

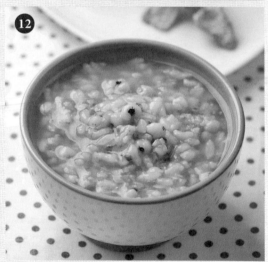

9 羅漢燕麥粥
燕麥加水熬煮成粥；放入羅漢果，
略煮片刻即成。

10 甘蔗大麥粥
甘蔗榨汁；大麥米熬煮成粥，
放入甘蔗汁略煮，加入紅棗煮
熟即可。

11 車前草蔥白粥
新鮮車前草和蔥白煎煮取汁，放入
白米熬煮成粥。

12 薄荷薏仁粥
鮮薄荷葉煎煮取汁，放入薏仁
熬煮成粥即可。

13 冬瓜荸薺粥

白米和小米熬煮成粥；加荸薺和冬瓜，略煮片刻即可。

14 油菜粥

燕麥片、白米和適量水熬煮成粥，放入油菜，煮至斷生，加鹽調味即可。

15 豇豆排骨粥

排骨煲湯，加入白米煮粥，放豇豆煮熟，加鹽調味。

16 大棗紅豆粥

紅豆、糯米熬煮成粥，放入紅糖、大棗略煮即可。

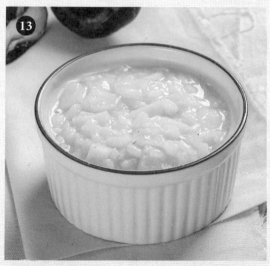

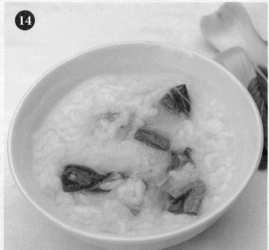

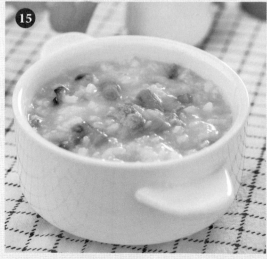

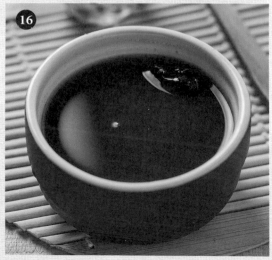

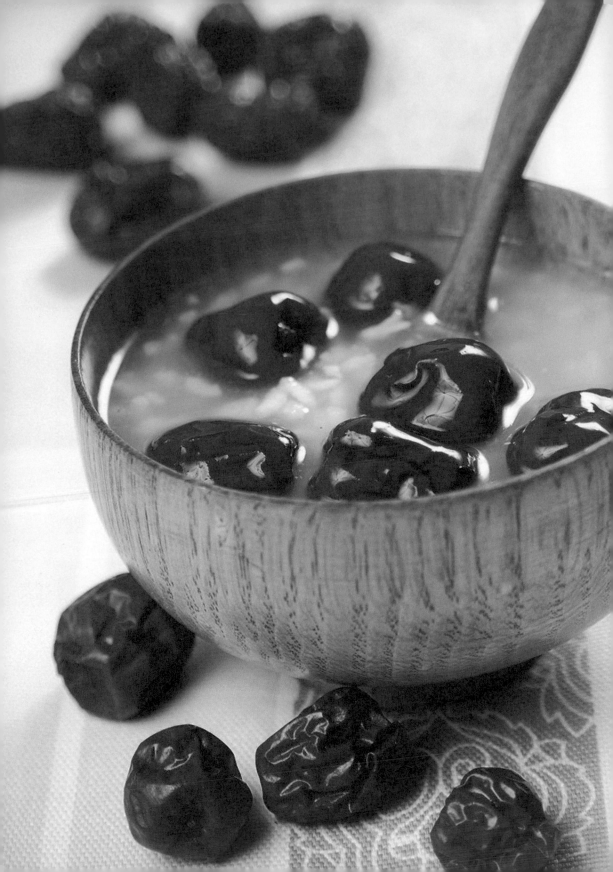

第五章

粥養全家

不同人群對粥的營養需求是不一樣的，不同的粥對人體產生的作用也是不一樣的。老年人的各項身體功能都在退化，攝取的食物應多樣化，高能量的滋補湯粥不可或缺。孩子處於生長期，應給他們提供富含身體所需營養素的營養湯粥。女性懷孕期間的營養狀況與寶寶的生長發育密切相關，對各種營養素的需要量大大增加，各種補養粥對其而言相當重要。

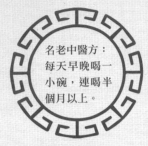

名老中醫方：
每天早晚喝一
小碗，連喝半
個月以上。

準備時間
30 分鐘
煮粥時間
30 分鐘
用餐人數
2 人
主料
魚肉 100 克
白米 100 克
配料
鹽適量

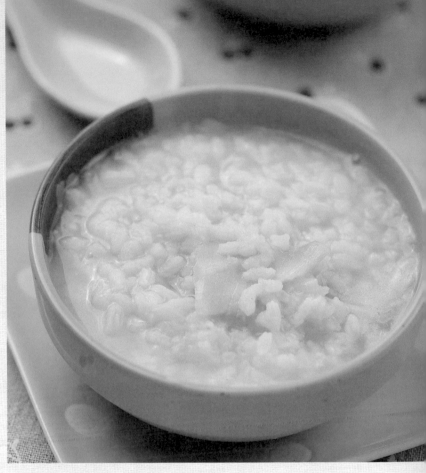

兒童喝粥長得壯

魚肉白米粥

　　魚肉富含蛋白質、
維生素 B 群和對人體有
益的礦物質，能夠降低
血脂、促進血液循環。
配上補氣的白米，適合
身體虛弱的兒童食用。

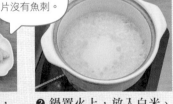

煮粥時確保魚
片沒有魚刺。

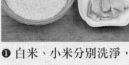

❶ 白米、小米分別洗淨，
　各自浸泡 30 分鐘。

❷ 鍋置火上，放入白米、
　小米和適量水，大火燒
　沸後改小火熬煮。

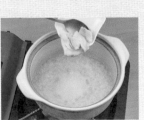

❸ 待米粒脹開時，放入
　牛奶，煮沸後改小火
　熬煮。

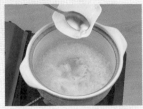

❹ 適當攪拌，待粥煮熟爛
　後，放溫，加入少量蜂
　蜜即可。

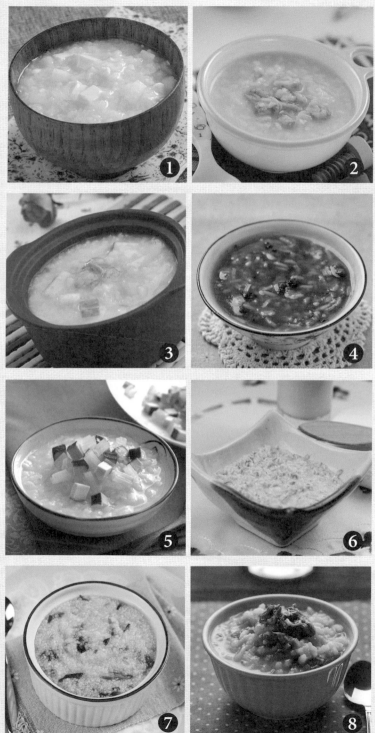

1 冬瓜豆腐粥
白米、冬瓜塊熬煮成粥；加入豆腐丁和鹽，攪勻即可。

2 西葫蘆白米粥
白米熬煮成粥，放入西葫蘆絲、蝦仁，煮熟即可。

3 白菜蝦仁粥
糯米和適量雞湯、水熬煮成粥，放蝦仁、白菜、黃瓜丁，煮熟即可。

4 荸薺桑葚粥
白米熬煮至熟爛，放入桑葚、荸薺稍煮，放入冰糖即可。

5 芹菜豆乾粥
白米熬煮成粥，放入煸香的豆乾丁、芹菜段即可。

6 A 菜粥
將白米煮熟時，放入 A 菜、炒熟的肉末，略煮片刻即可。

7 菠菜玉米粥
玉米糝、小米放入鍋中，熬煮成粥。待粥煮熟時，放入菠菜，攪拌均勻即可。

8 番茄排骨粥
排骨、番茄和適量水用大火燒沸後改小火，熬煮2小時。放入白米，小火繼續熬煮待粥熟，加鹽、香菜調味即可。

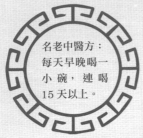

名老中醫方：
每天早晚喝一
小碗，連喝
15 天以上。

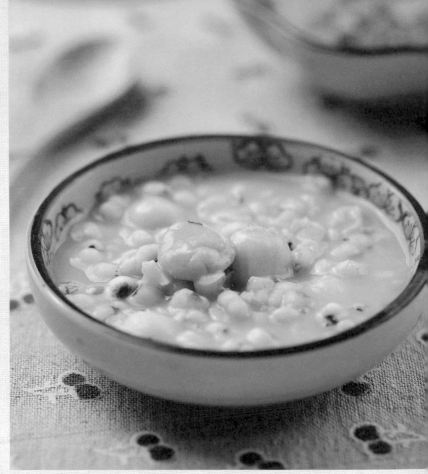

準備時間

2 小時

煮粥時間

30 分鐘

用餐人數

2 人

主料

蓮子 40 克

薏仁 40 克

白果 10 克

配料

豆漿適量

老人喝粥壽命長

蓮子白果粥

　　大豆有補虛、清熱
化痰、利大便、降血壓
等功效。大豆豆漿中富
含豆固醇、鉀、鎂等，
中老年人常食豆漿有利
於防治高血壓、冠狀動
脈疾病和腦中風。白果
可以增強元氣。

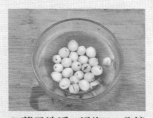

❶ 蓮子洗淨，浸泡 30 分鐘。

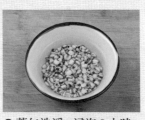

❷ 薏仁洗淨，浸泡 2 小時。

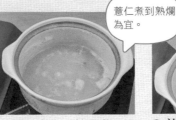

薏仁煮到熟爛
為宜。

❸ 鍋置火上，放入蓮子、
　薏仁和豆漿，大火燒沸。

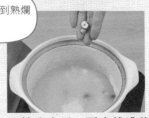

❹ 放入白果，再次燒沸後
　改小火，熬煮成粥即可。

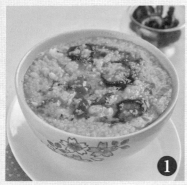

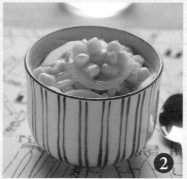

1 陳皮烏梅粥

小米熬煮成粥時，放入烏梅、山楂、陳皮絲，略煮片刻，加白糖調味即可。

2 洋蔥玉米粥

鍋中放水，燒沸後放入玉米糊、玉米粒煮至熟爛，放入洋蔥，熬煮5分鐘即可。

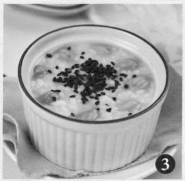

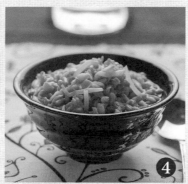

3 黑芝麻腰果花生粥

白米和適量水，熬煮成粥，放入腰果、花生和黑芝麻煮至黏稠。

4 黑豆芽燕麥粥

煸香雞肉和黑豆芽，放入燕麥和適量水，熬煮成粥，加鹽調味即可。

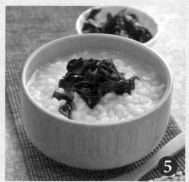

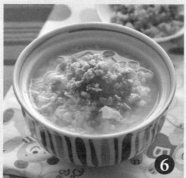

5 糯米木耳粥

糯米和適量水，熬煮成粥，放入木耳略煮片刻即可。

6 茯苓瘦肉粥

將白米、茯苓、薑片、豬瘦肉、胡蘿蔔放入砂鍋中，加入適量清水，小火煲1小時。加鹽調味即可。

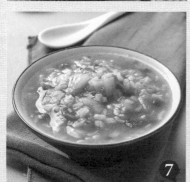

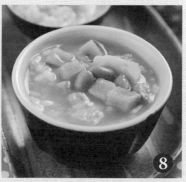

7 牛蒡山藥粥

白米、山藥塊、胡蘿蔔和適量水，熬煮成粥，放入牛蒡和豬瘦肉，煮至黏稠時，加鹽調味即可。

8 青豆百合粥

青豆、百合、白米、南瓜和適量水，熬煮成粥即可。

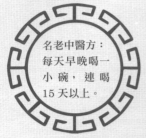

名老中醫方：
每天早晚喝一
小碗，連喝
15天以上。

準備時間
2 小時
煮粥時間
30 分鐘
用餐人數
2 人
主料
黑米 100 克
核桃 20 克
黑芝麻 10 克
配料
桂花適量
蜂蜜適量

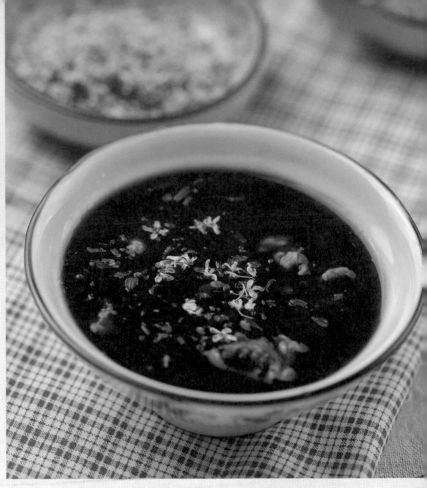

女人喝粥養顏美容

黑米堅果粥

核桃、黑米、黑芝麻具有健脾暖肝、明目活血、滑澀補精之功，並富含豐富的植物脂肪，還可以滋潤肌膚、潤腸通便。

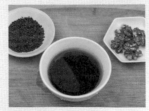

❶ 黑米洗淨，浸泡 2 小時；核桃、黑芝麻洗淨。

❷ 鍋置火上，放入黑米和適量水，大火燒沸後改小火熬煮。

不要在粥溫較高時放入蜂蜜，易破壞營養素。

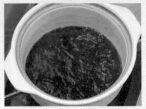

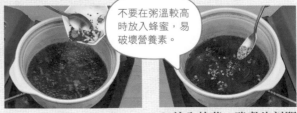

❸ 放入核桃、黑芝麻，小火熬煮至粥熟。

❹ 放入桂花，略煮片刻關火。待進食時放入蜂蜜即可。

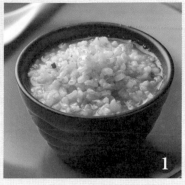
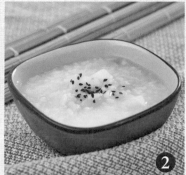

1 芹菜牛肉粥
鍋中倒入白米、牛肉末、薑片,小火熬煮至粥熟爛時,加鹽調味,再放入芹菜末即可。

2 黑芝麻山藥粥
將黑芝麻、山藥、白米加水慢煮至山藥綿軟即可。

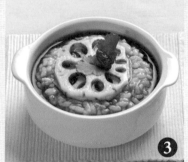
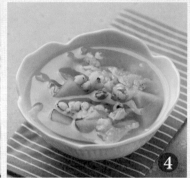

3 蓮藕枸杞粥
白米熬煮成粥,放入藕片、枸杞熬煮5分鐘,再加紅糖調味即可。

4 木瓜銀耳粥
白米、高粱、木瓜和銀耳熬煮成粥,加入適量冰糖,煮開即可。

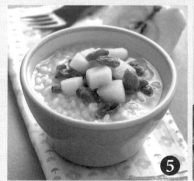
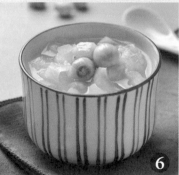

5 葡萄乾蘋果粥
白米、蘋果熬煮成粥。食用時加入蜂蜜、葡萄乾即可。

6 雪梨銀耳百合白蓮粥
白米、銀耳、百合、蓮子入鍋熬煮成粥,加入雪梨丁,略煮加適量白糖調味即可。

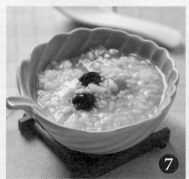
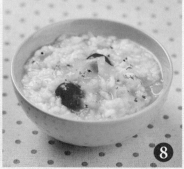

7 蘋果紅棗粥
糯米熬煮成粥。放入蘋果、南瓜、紅棗,小火繼續熬煮,待粥煮至熟爛即可。

8 櫻桃桂花粥
白米煮至熟爛,加入櫻桃肉、桂花、銀耳、白糖略煮即可。

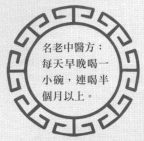

名老中醫方：
每天早晚喝一
小碗，連喝半
個月以上。

準備時間
30 分鐘
煮粥時間
30 分鐘
用餐人數
2 人
主料
五味子 10 克
枸杞 10 克
白米 100 克

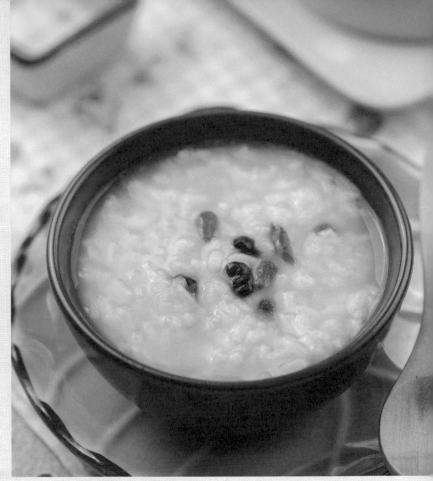

男人喝粥身體強

五味子
枸杞粥

　　五味子有補氣、護
肝、延緩衰老的功效。
五味子有利於組織細胞
的氧氣交換，能平緩心
跳頻率和降血壓；五味
子還能激活神經系統，
促進反應能力、精神集
中力和協調作用。

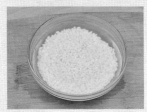

❶ 白米洗淨，浸泡 30 分鐘。

❷ 鍋置火上，放入白米和
適量水，大火燒沸後改
小火。

五味子和枸杞
提前浸泡30
分鐘更佳。

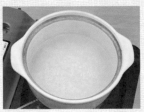

❸ 粥煮熟時，放入五味子、
枸杞。

❹ 小火繼續熬煮至熟，關
火即可。

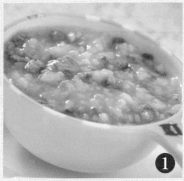

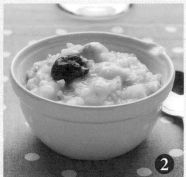

1 綠豆豬肝粥

白米、綠豆和適量水熬煮到九成熟時，放入豬肝片，再煮5分鐘，加鹽調味即可。

2 桂圓粥

白米煮至九成熟時，放入桂圓，煮至粥熟放入冰糖調味即可。

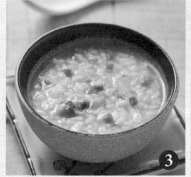

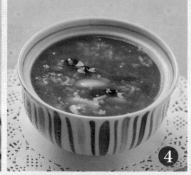

3 蛤蜊粥

白米煮粥，放入蛤蜊肉、胡蘿蔔丁，熬煮5分鐘，加鹽調味即可。

4 牛蒡黑豆粥

牛蒡煎煮取汁，加入黑豆、白米熬煮成粥即可。

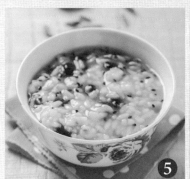

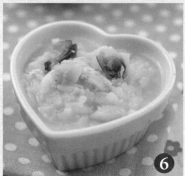

5 黑豆芝麻粥

黑豆、白米和高湯，熬煮成粥。放入黑芝麻，待粥煮至熟爛時，加鹽調味即可。

6 淡菜瘦肉粥

白米、淡菜熬煮成粥，放入豬肉絲，小火繼續熬煮至熟爛時，加鹽調味即可。

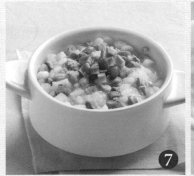

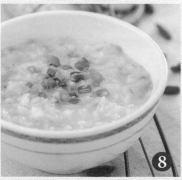

7 羊腎生薑粥

白米加水煮沸，放入羊腎塊。待粥煮至七成熟時，放入枸杞子、薑絲、蔥花，煮至熟爛即可。

8 桑葚泥鰍粥

桑葚熬煮取汁；加白米、泥鰍和薑片，熬煮至熟爛時，加鹽、蔥花調味即可。

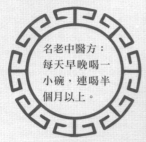

名老中醫方：
每天早晚喝一
小碗，連喝半
個月以上。

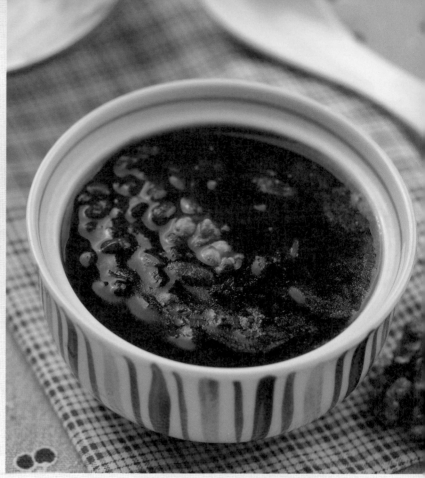

準備時間
2 小時
煮粥時間
30 分鐘
用餐人數
3 人
主料
核桃 30 克
紫米 80 克
枸杞 20 克
白米 50 克
配料
冰糖適量

孕婦喝粥寶寶健康

核桃紫米
枸杞粥

　　核桃能健腦補血；
紫米中的鐵、鈣、鉀、
硒等元素含量均高於普
通白米。二者相搭配，
對孕婦來說能夠補血養
胃，對胎兒來說能夠幫
助大腦發育。

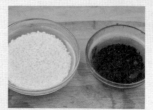

❶ 紫米洗淨浸泡 2 小時，
　白米洗淨浸泡 30 分鐘。

❷ 鍋置火上，放入紫米、
　白米、枸杞和適量水，
　大火燒沸後改小火。

放入冰糖後攪
拌至全部融化。

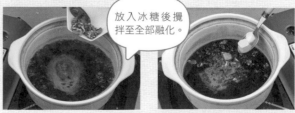

❸ 待粥煮熟時，放入核桃，
　略煮片刻。

❹ 放入冰糖，攪拌均勻
　即可。

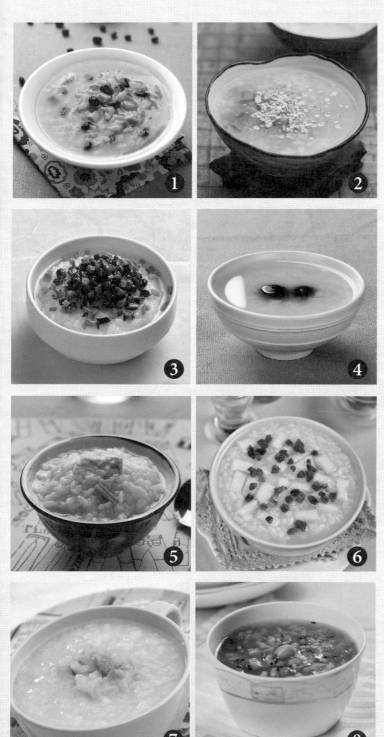

1 紅豆鴨肉粥
白米、紅豆和適量水熬煮成粥。放入鴨肉塊、薑片，熬煮2小時，待粥熟爛即可。

2 燕麥雜糧粥
燕麥、糙米、薏仁、南瓜和適量水，煮至黏稠即可。

3 茶樹菇牛肉粥
牛肉、茶樹菇、白米、枸杞、陳皮熬煮至黏稠，加鹽、胡椒粉、蔥花調味即可。

4 生薑紅棗粥
生薑、紅棗和白米共同熬煮成粥，加入紅糖調勻即可。

5 養胎芹黃粥
白米、黃芩藥包和適量水，熬煮成粥，放入芹菜，略煮片刻，關火去藥包即可。

6 葡萄乾蘋果粥
蘋果、白米、葡萄乾共同熬煮成粥，放入冰糖調味即可。

7 鯽魚粥
鯽魚肉焗熟，備用；白米熬煮成粥，放入鯽魚肉，略煮片刻，加鹽調味即可。

8 花生芝麻粥
白米加水，燒沸後放入黑芝麻、花生煮至軟爛，加羊肝粉，略煮片刻即可。

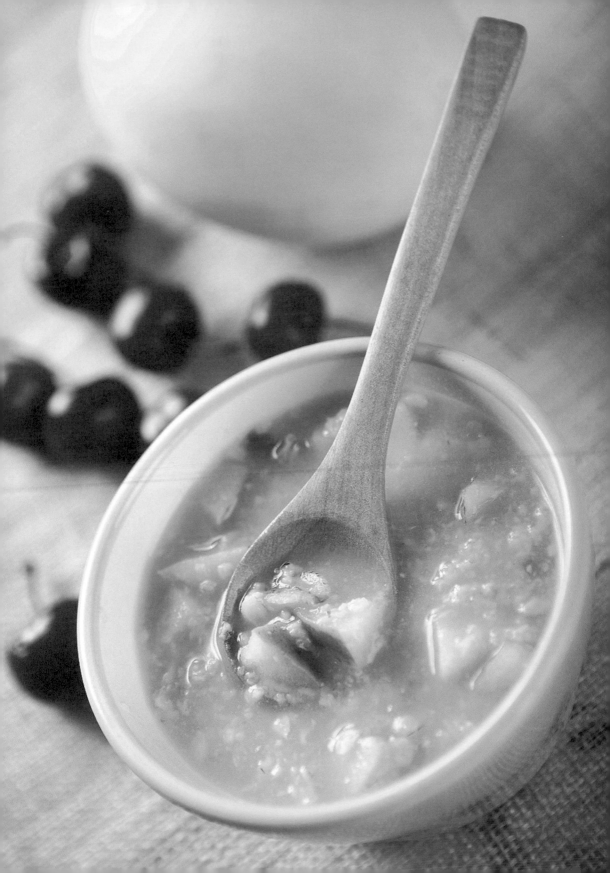

第六章

一年四季，應季喝粥

春、夏、秋、冬，每個季節都有不同的氣候特點，人的身體功能也會隨著氣候的變化而變化，所以，喝粥也要隨季節而變。

春季喝粥要以養肝為主，注重清淡；夏季要以養心為主，注重生津潤燥；秋季要以養肺為主，注重溫熱。根據每個季節的固有特點，煲出適合個人體質的粥，才能越喝越健康。

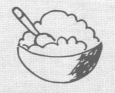

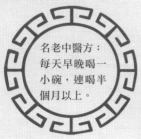

名老中醫方：
每天早晚喝一
小碗，連喝半
個月以上。

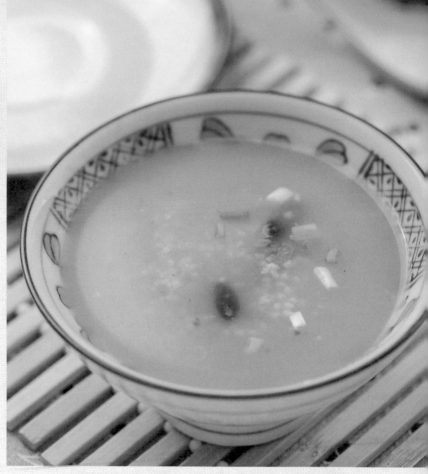

準備時間
1 小時
煮粥時間
30 分鐘
用餐人數
3 人
主料
雞肝 2 個
小米 50 克
配料
蔥花適量
胡椒粉適量
鹽適量
枸杞適量

春季多甜少酸

雞肝粥

雞肝含有豐富的蛋白質、鈣、磷、鐵、鋅、維生素 A 和維生素 B 群，有補肝益腎、補血養血的功效，是血虛體質的人在春季宜食的粥品。

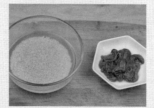

❶ 雞肝洗淨，切成絲；小米浸泡 1 小時。

❷ 鍋置火上，放入小米和適量水，大火燒沸後改小火，放入雞肝。

還可加適量菠菜，口感更佳。

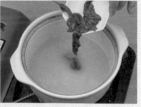

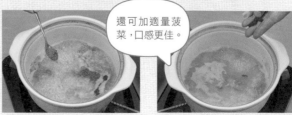

❸ 待粥煮至黏稠時，加鹽、胡椒粉調味，關火。

❹ 再撒上蔥花、枸杞即可。

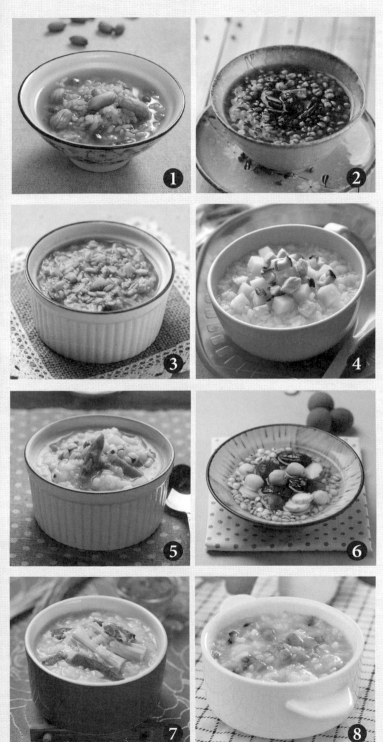

1 綠豆花生粥

綠豆、花生、白米熬煮成粥，煮至黏稠加紅糖調味即可。

2 綠豆薏仁粥

薏仁、綠豆和適量水一起熬煮至熟爛時，放入紅棗略煮。

3 燕麥草莓粥

青梅、三七煎煮取汁，與燕麥同煮成粥，加入草莓即可。

4 蘋果雞肉粥

蘋果、白米、雞肉一同熬煮成粥即可。

5 蘆筍鴨肉粥

白米、薏仁和適量水，熬煮成粥，放入鴨肉粒，煮熟，入蘆筍段，加鹽調味即可。

6 薏仁蓮子紅棗粥

蓮子、薏仁、紅棗、桂圓、山藥和適量水，熬煮成粥，煮至蓮子、薏仁軟爛即可。

7 小米豬肝粥

小米、糯米和適量水，熬煮成粥。放入豬肝片、腐竹煮熟，加鹽調味即可。

8 豆角肉末粥

白米和適量水，熬煮成粥。再放入豆角、炒好的肉末，大火燒沸後改成小火，熬煮至豆角熟爛即可。

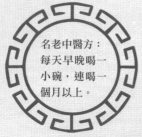

名老中醫方：
每天早晚喝一
小碗，連喝一
個月以上。

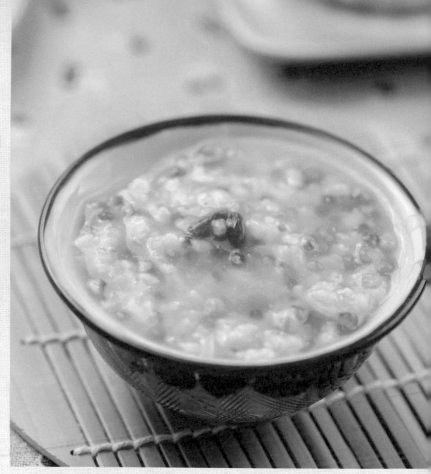

準備時間
6 小時
煮粥時間
40 分鐘
用餐人數
3 人
主料
西谷米 80 克
白米 50 克
綠豆 50 克
配料
枸杞適量
白糖適量

夏季清熱少溫熱

綠豆西米粥

　　《本草匯言》中説：
「綠豆清暑熱，靜煩熱，
潤燥熱，解毒熱。」綠
豆屬於夏季祛暑佳品。
西米味甘溫，有抗癌、
降脂、增加心臟血液流
量的作用，適合體質虛
弱的人食用。

糖尿病患者禁
食西米。

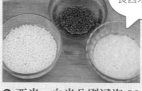

❶ 西米、白米分別浸泡 30
分鐘，綠豆浸泡 6 小時。

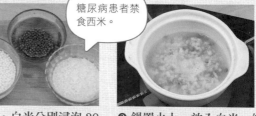

❷ 鍋置火上，放入白米、綠
豆，大火燒沸後改小火。

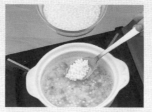

❸ 待粥煮至熟爛時，放入西
谷米，小火熬煮 10 分鐘。

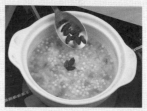

❹ 放入枸杞、白糖，攪拌
均勻即可。

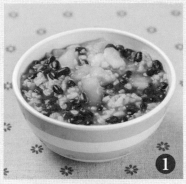

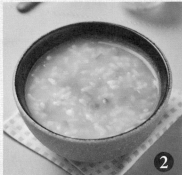

1 冬瓜紅豆雞肉粥

白米‧紅豆加適量水，大火熬煮至紅豆軟爛。放入雞肉和冬瓜，略煮，加鹽調味即可。

2 苦瓜燕麥粥

燕麥和適量水，熬煮成粥；放入苦瓜熬煮10分鐘即可。

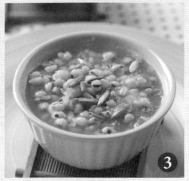

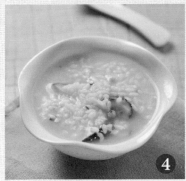

3 瓜子薏仁粥

白米、薏仁加水，熬煮至米粒漲開，放入瓜子仁即可。

4 黃瓜杏仁粥

杏仁碎、白米，小火熬煮至熟爛，放入黃瓜丁、花椒粉、鹽、蔥白調味即可。

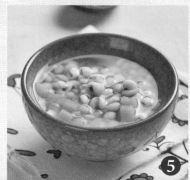

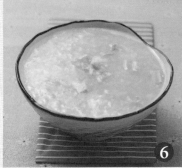

5 薏仁枇杷粥

白米、薏仁熬煮成粥，放入枇杷，煮至粥黏稠即可。

6 豆腐皮粥

白米加水煮至黏稠，放入豆腐皮絲，略煮，加鹽調味，即可。

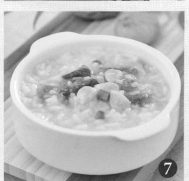

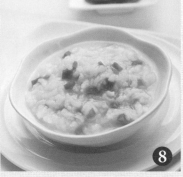

7 百合豬肺粥

百合、白米、杏仁加水燒沸後放入豬肺、料酒，熬煮至粥熟爛時，加鹽、蔥花調味，關火即可。

8 紅白蘿蔔粥

白米和適量高湯，熬煮至粥熟。放入白蘿蔔、胡蘿蔔，再改小火熬煮至粥軟爛即可。

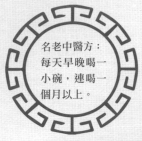

名老中醫方：
每天早晚喝一
小碗，連喝一
個月以上。

準備時間
30 分鐘
煮粥時間
40 分鐘
用餐人數
2 人
主料
絲瓜 1 根
薏仁 50 克
山藥 80 克
配料
鹽適量

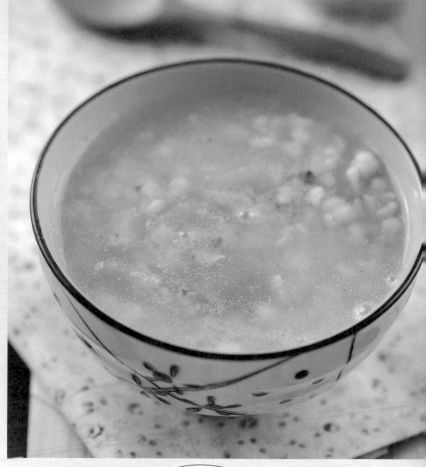

秋季滋陰潤燥

絲瓜薏仁
山藥粥

　　絲瓜味甘性涼，有
清熱化痰、涼血解毒的
功效，可清濕熱、化痰
濕，針對實性體質有療
效。薏仁有健脾利濕、
清熱排膿功能。山藥健
脾養胃，能夠滋養胃
氣，增強脾胃功能。

削山藥皮可戴
橡膠手套，以
防過敏。

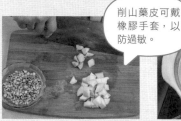

❶ 絲瓜、山藥去皮切小
塊，薏仁浸泡 30 分鐘。

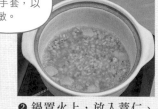

❷ 鍋置火上，放入薏仁、
山藥和適量水，大火燒
沸後改小火。

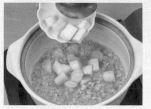

❸ 待粥煮至熟爛時，放入絲
瓜塊，略煮片刻即可。

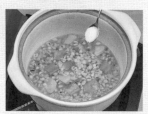

❹ 關火，加鹽調味即可。

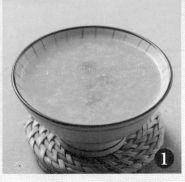
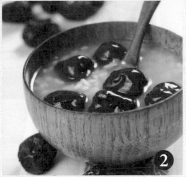
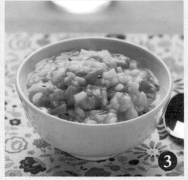
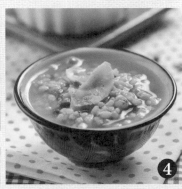
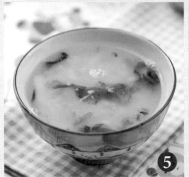
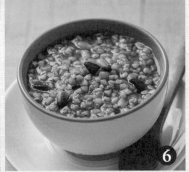
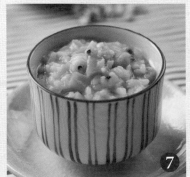
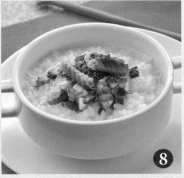

1 金銀粥

小米、番薯加適量清水煮至粥熟、米粒鬆軟即可。

2 紅棗花生百合粥

紅棗、百合與花生煲 40 分鐘，加入白米繼續熬煮至熟爛。

3 胡蘿蔔荸薺粥

將白米、胡蘿蔔塊、荸薺粒一同煮至白米熟透即可。

4 薏仁百合粥

薏仁熬煮成粥，加入百合、蓮子，煮熟後晾涼加入蜂蜜即可。

5 紫菜芋頭粥

取白米、芋頭、薏仁共同熬煮成粥。待粥濃稠時，加入紫菜，煮開即可。

6 蕎麥松子粥

蕎麥和白米煮粥，煮熟後撒上松子，加白糖調味食用。

7 腰果糙米南瓜粥

腰果、糙米和適量水，煮至腰果酥軟。加入南瓜煮至軟爛即可。

8 鰻魚油菜粥

取白米 50 克，鰻魚肉 40 克，油菜 20 克，蛋黃、鹽適量。鍋中放白米、鰻魚肉、油菜絲，加適量水煮熟，加鹽調味即可。

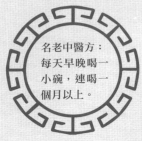

名老中醫方：
每天早晚喝一
小碗，連喝一
個月以上。

準備時間
30 分鐘
煮粥時間
40 分鐘
用餐人數
2 人

主料	配料
鮮香菇 100 克	蔥花適量
白米 100 克	鹽適量
木耳 20 克	
羊肉 30 克	
豬瘦肉 30 克	

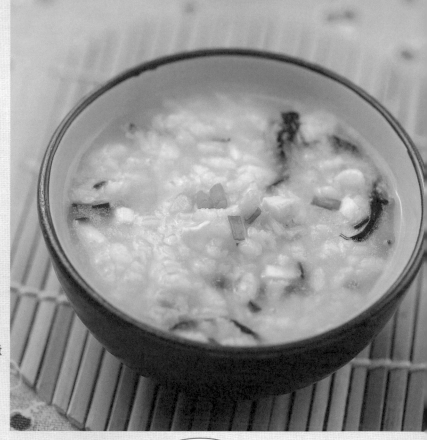

冬季溫熱少寒涼

香菇木耳羊肉粥

　　香菇有益血氣、補肝腎、健脾胃的功效，適合因陰虛生熱的人食用，利於滋陰化熱、安神益氣。羊肉具有滋補陽氣的功效，特別適宜冬天食用。

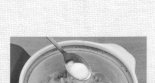

木耳用溫水泡
發效果最佳。

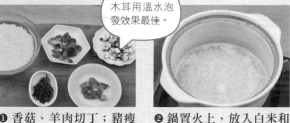

❶ 香菇、羊肉切丁；豬瘦肉用鹽醃製 20 分鐘；木耳泡發，切絲；白米浸泡 30 分鐘。

❷ 鍋置火上，放入白米和適量水，大火煮沸。

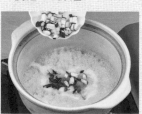

❸ 放入木耳、豬瘦肉、羊肉和鮮香菇，再次煮沸後改小火煮 10 分鐘。

❹ 最後加鹽調味，撒上蔥花即可。

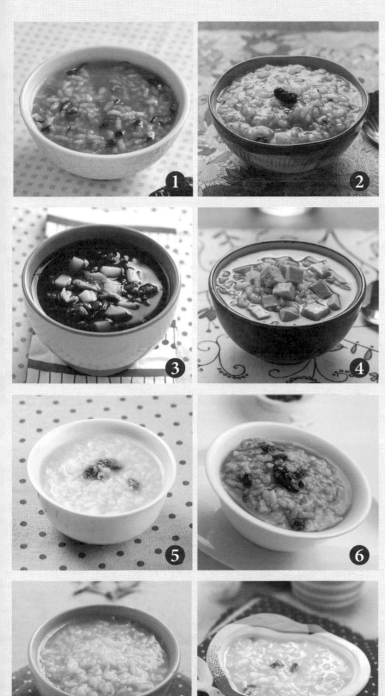

1 阿膠紅棗粥
糯米、紅棗和適量水熬煮成粥，待粥煮熟時，放入阿膠、紅糖，攪拌均勻即可。

2 何首烏桑葚粥
何首烏、桑葚煎煮取汁，加入白米熬煮成粥即可。

3 百合黑米粥
乾百合、黑米、白米放入砂鍋中，小火煮至粥熟爛。

4 豆腐紅糖粥
白米和適量水熬煮成粥，放入豆腐塊、紅糖，略煮片刻。

5 玫瑰柚子粥
白米熬煮成粥，放入玫瑰花、柚子粒，小火煮熟，晾涼後放入蜂蜜調味即可。

6 丹參桑葚粥
當歸、桑葚、丹參水煎取汁，加入糯米熬煮成粥即可。

7 當歸西洋參粥
當歸、西洋參水煎取汁，加白米小火熬煮成粥即可。

8 白扁豆馬鈴薯粥
白米 80 克洗淨，加適量水，大火燒沸後改小火，放入白扁豆粉煮熟時，放入馬鈴薯、青菜，小火熬煮至粥熟爛即成。

附錄　小偏方清除各種胃不適

消化不良

配方	雞內金（雞肫皮）200 克炒黃，磨成粉。
劑量	飯前用白糖水沖服，一日 2 次，一次半湯匙。兒童減半，1 劑服完即可。
注意	忌吃田螺。

胃及十二指腸潰瘍

配方	雞蛋殼 30 個，炒脆磨成粉末。
劑量	一次 10 克，早晚飯前用白糖水沖服，一般 1 劑可癒，病重者需 2 劑。
注意	忌吃酸辣。

慢性胃炎、胃寒、胃下垂

配方	生豬肚 250 克，洗淨切片，加白胡椒粒、老生薑各 25 克，油鹽少許，煮爛。
劑量	一次吃完（白胡椒粒、生薑不吃），一日 2 次，飯前食用，連吃一個星期，可治多年老胃病。

常年老胃病

配方	用紅棗泡水。首先需要將紅棗洗乾淨炒一下，以不焦　為準，一次可多炒些備用。
劑量	把炒好的紅棗掰開，放進杯子裡用開水沖泡，一次放三、四個即可。
注意	可適量加糖，待水的顏色變黃後服用。

胃寒

配方	將白酒 50 毫升倒在杯子裡，隨後打入 1 個雞蛋，然後將酒點燃，待酒燒乾雞蛋煮熟。
劑量	早晨空腹吃，輕者吃一兩次可癒，重者 3 ～ 5 次可癒。
注意	注意雞蛋不可加入任何調料。

胃痛、胃竇炎、脹氣吐酸

配方	大蒜頭（最好用獨頭蒜）50 克，乾橘皮 25 克，蘿蔔子 6 粒。
劑量	將大蒜頭、乾橘皮、蘿蔔子一起加水煎煮，取汁加紅糖一次服下，一日 3 次，飯前空腹服用，5 天可癒。
注意	忌酒、辣、冷食。

反胃、嘔吐

配方	牛奶 1 杯，韭菜汁半杯，生薑汁 2 湯勺，慢火燉溫。
劑量	每日 1 次。
注意	空腹飲用。

胃下垂

配方	茯苓 25 克，黨參、黃芪、山藥、當歸、山楂各 15 克，柴胡、鬱金、白朮、枳殼、雞內金各 12 克，升麻、陳皮、甘草各 9 克，紅棗 10 枚。將以上藥水煎。
劑量	分 2 次服，每日 I 劑。

胃炎、胃潰瘍

配方	首先將 500 克蜂蜜倒入碗中，用鍋將 125 ～ 150 毫升花生油燒開，至泡沫消失為止，然後將油倒進盛有蜂蜜的碗中。
劑量	飯前 20 ～ 30 分鐘服用 1 匙，早晚各服用 1 次，病重者可增加 1 次。
注意	不能喝酒，忌吃辛辣食品。

胃及十二指腸潰瘍

配方	雞蛋殼 30 個，炒脆磨成粉末。
劑量	一次 10 克，早晚飯前用白糖水沖服，一般 1 劑可癒，病重者需 2 劑。
注意	忌吃酸辣。

中老年脾胃虛弱、食物缺乏

配方	紅棗 20 枚，蓮子 15 克，白米 100 克，水適量。
劑量	每日早晚各服 1 次。

慢性淺表性胃炎

配方	香椿芽 50 克，開水燙 3 分鐘切段，雞蛋 2 個，打入碗中加鹽少許，放鍋內炒熟再加入香椿芽，炒片刻即可食用。
劑量	每日早晚各服 1 次。

慢性胃炎之胃酸過多

配方	芭樂 30 克，焙乾研細末，過篩。
劑量	一日 3 次，每次 9 克，飯前半小時服用。

胃痛、嘔吐

配方	丁香 3～5 粒，黃酒 1 盅，將上述兩味藥一同放入碗中，隔水燉 10 分鐘，趁溫飲用。
劑量	每日一兩劑。

胃痛、胃痙攣

配方	鮮雞蛋 12 個，冰糖 500 克，黃酒 500 毫升。雞蛋打碎攪勻，加冰糖、黃酒，熬成焦黃色。
劑量	每次飯前 1 匙，一日 3 次。

名老中醫的養胃粥

作　　者	吳中朝
發行人	林敬彬
主　　編	楊安瑜
編　　輯	黃暐婷
內頁編排	方皓承
封面設計	高鍾琪
編輯協力	陳于雯、丁顯維
出　　版	大都會文化事業有限公司
發　　行	大都會文化事業有限公司
	11051 台北市信義區基隆路一段 432 號 4 樓之 9
	讀者服務專線：（02）27235216
	讀者服務傳真：（02）27235220
	電子郵件信箱：metro@ms21.hinet.net
	網　　　址：www.metrobook.com.tw
郵政劃撥	14050529 大都會文化事業有限公司
出版日期	2017 年 11 月初版一刷
定　　價	380 元
I S B N	978-986-95500-2-4
書　　號	Health+113

◎ 2016 吳中朝 主編
◎本書由江蘇科學技術出版社授權繁體字版之出版發行。
◎本書如有缺頁、破損、裝訂錯誤，請寄回本公司更換。

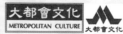
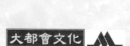

大都會文化
METROPOLITAN CULTURE 大都會文化

國家圖書館出版品預行編目（CIP）資料

名老中醫的養胃粥 / 吳中朝 主編
— 初版 . — 臺北市：大都會文化，2017.11
240 面；17×23 公分

ISBN　978-986-95500-2-4（平裝）
1. 中醫治療學 2. 胃腸疾病 3. 食療

413.343　　　　　　　　　　　106018616

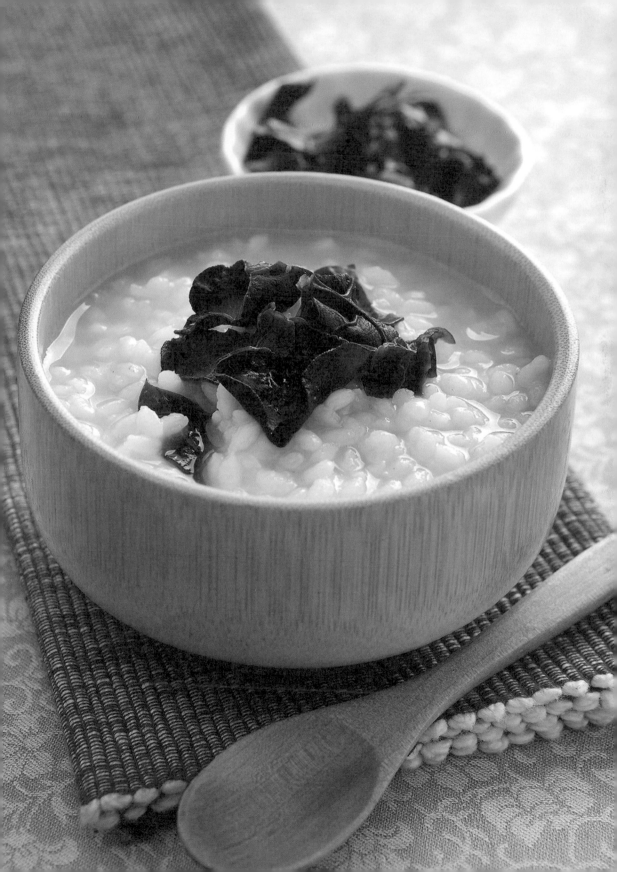

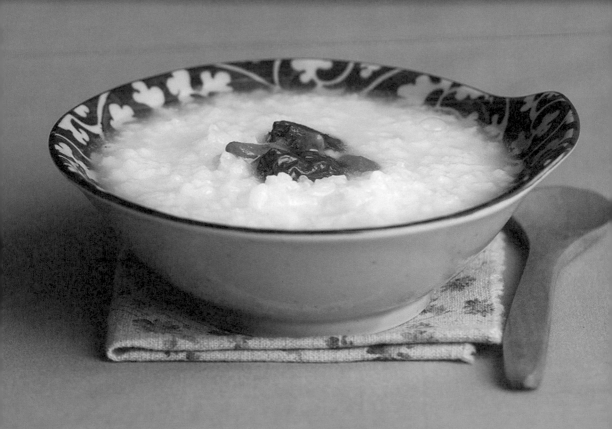